Sondra Ray · Schlank durch positives Denken

SONDRA RAY

SCHLANK DURCH POSITIVES DENKEN

Die spirituelle Diät

Kösel

Übersetzung aus dem Amerikanischen: Sybille Greiling, München. Die Originalausgabe erschien unter dem Titel »The Only Diet There Is« bei Celestial Arts, California. Published in arrangement with Celestial Arts, California, and Writers House Inc., New York.

CIP-Kurztitelaufnahme der Deutschen Bibliothek

Ray, Sondra:
Schlank durch positives Denken : d. spirituelle
Diät / Sondra Ray. [Übers. aus d. Amerikan.:
Sybille Greiling]. 4. Aufl., 16.–20. Tsd.
– München : Kösel, 1987.
Einheitssacht.: The only diet there is ⟨dt.⟩
ISBN 3-466-34136-1

4. Auflage 1987, 16.–20. Tausend

Gesamtherstellung: Kösel, Kempten.
Umschlag: Günther Oberhauser, München, unter Verwendung eines Fotos von Michael Kaplan, München.
ISBN 3-466-34136-1

Meine allergrößte Freude ist es,
dieses Buch Robert Rosellini,
dem König meiner Küche zu widmen.

Du bereitest mir wunderbare Festmähler,
würdig einer Heiligen,
und ich werde spirituell genährt.
Durch Dich überschreite ich meine Grenzen,
und fühle mich erhöht.
Du füllst mich mit dem Nektar des Feuers,
und ich werde zum Atem im Atem.
Ich liebe Dich.

Ich sehe Deine Schönheit,
Ich fühle Dein Herz,
Ich schmecke Deine Essenz,
Ich rieche Deinen Duft,
Ich berühre Deine Seele,
Ich höre Deine Melodie.

Mit jedem Atemzug trinke ich von Dir,
Ich trinke vom Göttlichen.

Inhalt

An meine Freunde

In diesem Buch geht es um alles!

Es geht nicht nur ums Abnehmen. Jede hier enthaltene Wahrheit kann Ihnen dazu dienen, mit allen anderen Problembereichen in Ihrem Leben fertigzuwerden.

Sie werden Spaß an dem Buch haben, auch wenn Sie nicht abnehmen wollen.

Sie werden das Buch genießen, auch wenn Sie im Augenblick keine Probleme haben.

Sie werden sich über Ihre Beziehung mit mir freuen, während Sie dieses Buch lesen.

Eine spirituelle Diät schenkt Ihnen immer Freude!

In Liebe,

Sondra Ray!

Prolog

Ich begann mit dem Schreiben dieses Buches während eines Aufenthalts in einem wunderschönen, einsam gelegenen Haus auf Cape Cod, dem Heim von Lucy McRowell. Am Abend bevor ich damit anfing, saß ich mit meinen Freunden Bobby B. und Phil Laut zusammen in der Küche. Wir teilten uns unsere Erfahrungen mit, die wir mit Patienten beim Abnehmen gemacht hatten.

Phil erwähnte den Einfluß, den Fotomodelle und Mannequins auf unser Bild von weiblicher Schönheit haben. Die ersten Mannequins hatten sehr viele Kurven, waren richtig üppige Frauen. Ihre Körper erregten schließlich mehr Aufmerksamkeit als die Kleider! Um diesem Problem ein Ende zu bereiten, wählte man sehr schlanke, sogar dünne Frauen als Mannequins. Ihnen gelang es, die Aufmerksamkeit der Leute mehr auf die Kleider als auf die Körper darunter zu lenken. Als Ergebnis davon wurde der Körper des Frauentyps von einst, der eigentlich nicht beachtet werden sollte, zum Ideal unserer Tage!

»Also ist es so«, lachte ich, »daß wir aus den falschen Gründen hinter etwas her sind, das lächerlich ist!«

Dann erinnerte ich mich daran, daß ich oft feststelle, wieviel mehr Spaß es macht, eine Frau zu umarmen, die sich weich und sinnlich anfühlt, an der »etwas dran« ist, als eine Frau, die dünn und knochig ist. *Warum versuche ich also, dünn und knochig zu sein?* Will ich aufgrund der Ideale, die die Medien propagieren, weniger sinnlich, womöglich sogar ungesund sein?

Phil kam auch auf etwas zu sprechen, das er bei der Beobachtung von Babys bemerkt hatte. Nachdem das Baby gegessen und aufgestoßen hat, wird es gleich mit vollem Magen an die Brust der Mutter gedrückt. Der Mensch gewöhnt sich daher sehr früh daran, Liebe zu empfangen, wenn der Magen voll ist. Diese Verbindung zwischen Essen und Liebe spüren wir unser ganzes Leben lang. Diese Beobachtung schien mir sehr klug.

Wir redeten auch über die Verbindung, die Phil zwischen Frauen mit Übergewicht und Frauen, die Schwierigkeiten haben, zu Männern *nein* zu sagen, entdeckt hatte. Es ist inzwischen mehr oder weniger bekannt, daß Menschen zunehmen, um Sex oder Intimitäten anderer Art zu vermeiden. Phil hatte beobachtet, daß die meisten Frauen mit Übergewicht, denen es schwerfiel, *nein* zu Männern zu sagen, auch zu ihren Vätern nicht *nein* sagen konnten. Viele dieser Frauen haben Angst, zu viele sexuelle Angebote von Männern zu bekommen und diese nicht ablehnen zu können, wenn sie zu attraktiv werden. Also empfahl Phil, daß Frauen üben sollten, *nein* zu Männern zu sagen, auch wenn es um kleine Dinge ging. Ich würde auch die Affirmation empfehlen: »Ich kann *nein* zu Menschen sagen, ohne ihre Liebe zu verlieren.«

Über derartige Dinge redeten wir einen Tag vor Beginn meiner Arbeit an diesem Buch. Dieses Gespräch und andere mit Freunden und Patienten haben mir geholfen, Klarheit über vieles zu gewinnen, was Menschen in bezug auf Gewicht und Diäten beschäftigt.

Viele Menschen sind unglücklich mit ihrem Gewicht. Sie wären lieber dünner, als sie sind, selbst wenn sie nur ganz wenig Übergewicht haben. Indem sie sich auf verschiedene Arten bestrafen, versuchen sie ihr Idealgewicht zu erlangen und den Körper in die gewünschte Form zu bringen. Sie verweigern sich Nahrung, unterziehen sich verschiedenen strengen Diäten, fasten und zwingen sich zu Körperübungen, die ihnen keinen Spaß bereiten. Hartnäckig bleiben sie dabei, denn sie glauben, daß eine Veränderung ihres Körpers, ihres Äußeren, sie glücklicher machen wird. Vielleicht nehmen sie dann auch ab und fühlen sich eine Zeitlang erfolgreich, letztendlich aber scheitern die meisten. Danach sind sie sogar noch unglücklicher mit sich.

Durch den Versuch, zuerst den physischen Körper zu verändern, zäumen diese Menschen das Pferd von hinten auf. Ihr Körper läßt sich nicht von dem Bild trennen, das Sie von sich selbst haben. Ganz zuerst müssen Sie ein vollendetes, positives Bild von sich selbst entwickeln. Sie müssen mit sich selbst in

Frieden leben, sich und andere mögen und sich liebevoll behandeln, statt zu bestrafen. Ihr Körper erhält seine Form nicht direkt von dem, was Sie mit ihm tun, also was Sie essen oder wie Sie trainieren. Ihr Körperselbst reagiert eher auf die Einstellung, die Sie ihm gegenüber haben. Sobald Ihr Selbstbild sich verbessert, können Sie damit anfangen, die innere Spannung zu reduzieren und Ihren Körper von seinem äußeren Fett zu befreien. Ihr Körper wird von Ihrem Geist beeinflußt, oder, mit anderen Worten, Ihr Geist herrscht immer über Ihren Körper.

Dieses Buch wird Ihnen zeigen, wie Sie durch Veränderung Ihres Denkens und Ihrer Einstellung Gewicht und Aussehen verändern können. Sie können lernen, das Selbst, das Sie sind, zu lieben, und indem Sie dieses Selbst lieben, können Sie zu jenem werden, das Sie sein wollen!

Erster Teil:
Zur Einführung

Was ist die spirituelle Diät?

Die spirituelle Diät besteht aus dem Verzicht auf negatives Denken. Es ist eine Diät des Vergebens und der Liebe!

Wenn Sie sich lieben, Ihren Körper und das, was Sie essen, wird diese Diät immer funktionieren. Sie kostet sehr wenig und ist sehr einfach, weil Sie nichts anderes tun müssen, als im Bett zu liegen und die einzelnen Schritte zu befolgen.

Mehr läßt sich zum Thema Diät nicht sagen, denn Liebe ist das Höchste, was es gibt, und Gott ist Liebe, und Gott ist das Höchste, was es gibt.

Sie haben vielleicht verschiedene Gründe, abnehmen zu wollen. Sie wollen dünner sein, um einen Liebhaber anzuziehen oder jemandem zu gefallen, oder weil Sie einfach glauben, daß Sie dann besser aussehen. Vielleicht haben Sie mit den Jahren einige Zentimeter zugesetzt. Sie bringen das natürlich in Zusammenhang mit dem Altern. Zwar läßt sich die Zeit nicht aufhalten, wohl aber der Zeiger auf der Waage!

Möglicherweise denken Sie, daß überflüssige Pfunde auf einen Mangel an Disziplin und Klarheit hinweisen. Dicke Menschen hält man oft für unfähig, ihre Begierden im Zaum zu halten, und ihre schlaffen Körper scheinen der offensichtliche Beweis dafür. »Ich nicht!«, sagen Sie sich natürlich. Es gibt auch gesundheitliche Gefahren. Extremes Übergewicht kann Ihre Lebenserwartung verringern.

Da Übergewicht oder auch nur die Einbildung davon in unserer Gesellschaft so häufig ist, wurde viel darüber gesprochen und geschrieben. Viele Psychologen halten die meisten Eßstörungen für Symptome für Depressionen, Einsamkeit, Langeweile, Sorgen, Hilflosigkeit, Schuldgefühle und Selbsthaß. Ein Gefühl folgt dem andern – ein Zirkelschluß. »Ich esse, weil ich Depressionen habe. Ich bekomme Depressionen, wenn ich einsam bin. Es ist langweilig, allein zu sein...« Kommen diese Gefühle Ihnen bekannt vor?

Übergewichtige Menschen halten sich oft für Versager, was die Veränderung ihrer Lage angeht. Sie werden leicht Sklave aller möglichen Diäten. *Dies ist eine Verschwörung gegen Sie selbst!*

Neben den Diäten unterziehen sich die Menschen auch noch anderen Qualen. Jede Bewegungsübung, die nur ausgeführt wird, um abzunehmen, wird auf die Dauer nichts nützen. Wenn Sie Ihren Körper nicht mit Freude trainieren, ist es Selbstquälerei, und immer, wenn Sie es tun, erinnern Sie sich daran, daß Sie dick sind.

Unsere Versuche mit dem Rebirthing* haben gezeigt, daß Übergewicht auch mit dem Geburtstrauma zu tun hat, mit Mißbilligung von seiten der Eltern, dem unbewußten Todestrieb und negativen Denkrastern. Diese vier Punkte sind wichtig zum Verständnis von Gewichtsproblemen.

Das *Geburtstrauma* ist Ihr erster Kontakt mit der Welt, mit dem Leben außerhalb der Gebärmutter. Vor der Geburt waren Sie in einer idealen Umgebung, wo all Ihre Bedürfnisse – Liebe, Wärme, Schutz, Nahrung – Befriedigung fanden. Für die meisten Menschen ist die Geburt eine gewaltige Erfahrung, die beträchtliche Schmerzen und Verlustgefühle mit sich bringt. Das Ergebnis dieser Erfahrung ist, daß viele Menschen die Welt als feindlichen, unangenehmen Ort empfinden, wo Wesen, denen man nicht trauen kann, versuchen, ihnen zu schaden. Möglicherweise entschuldigen sie sich ihr Leben lang dafür, geboren zu sein und sehnen sich nach der Rückkehr in den mütterlichen Schoß. Dies Buch wird Ihnen helfen, die Verbindung zwischen übermäßigem Essen und dem Geburtstrauma zu erkennen.

Wenn Sie von Ihren *Eltern Mißbilligung* gespürt haben, trägt dies dazu bei, daß Sie negativ über sich selbst und das Leben

* Rebirthing ist eine Atemmethode, die auf Auflösung frühester und tiefster Geburtstraumata zielt. Es wird von speziell dafür ausgebildeten Therapeuten angeboten. Nähere Information erteilt: Deutsche Gesellschaft für Rebirthing, Geschäftsführer: Markus Schwandner, Kolpingstraße 67, 4040 Neuss 1 (Tel.: 02101/592309).

denken. Ihre Eltern haben diese Mißbilligung gekannt, als sie klein waren, wuchsen heran und übertrugen sie auf Sie. Dieses Syndrom ist dadurch entstanden, daß Ihre Eltern den Anforderungen *ihrer* Eltern nach Liebe und Vollkommenheit nicht genügen konnten. Sie waren permanent unfähig, ihren Eltern, die anspruchsvoll waren und ihnen Liebe und Zuneigung entzogen, zu gefallen. So verbrachten Ihre Eltern viel Zeit damit, sich gegen die Mißbilligungen zu verteidigen oder sich um die mangelnde Liebe besonders zu bemühen. Als diese Bemühungen fehlschlugen, unterdrückten sie die entstandene Bitterkeit oder übertrugen ihre Ressentiments auf andere Autoritätsfiguren wie Lehrer, Partner oder Arbeitgeber.

Als Sie dann auf der Welt waren, konnten Ihre Eltern die Feindseligkeit, die sie mitbekommen hatten und mit der sie so lange leben mußten, gegen Sie richten. Dieses Buch wird Ihnen zeigen, wie übermäßiges Essen mit elterlicher Mißbilligung verbunden ist.

Der *unbewußte Todestrieb* besteht aus dem Akzeptieren der Unvermeidbarkeit des Todes durch Kräfte von außen. Die Menschen akzeptieren die Macht des Todes, wenn sie sich weigern, sie zu hinterfragen. Viele Wissenschaftler berichten über spontanes Abklingen von Krankheiten und sogar Heilungen von tödlichen Krankheiten, besonders Krebs, bei Patienten, die sich weigern, *ja* zum Tod zu sagen. Wie viele sogenannte Wunderheilungen im Laufe der Jahrhunderte an Menschen geschehen sind, die sich geweigert haben, *ja* zum Tod zu sagen, kann niemals genau festgestellt werden. Einige Wissenschaftler geben jetzt zu, daß der Geist und seine Macht über den Tod nicht unterschätzt werden darf. Manche beschäftigen sich mit spirituellen Meistern und bestätigen, was diese seit Jahrhunderten predigen: es gibt eine Alternative zum körperlichen Tod, nämlich die Verlängerung des Lebens, die Unsterblichkeit, ja sogar die Fähigkeit, seine stoffliche Form aufzulösen und sie wieder anzunehmen! Später werden Sie in diesem Buch etwas über die Verbindung zwischen übermäßigem Essen und Todestrieb erfahren!

Jesus Christus, gleichermaßen von christlichen wie nichtchristlichen Denkern als großer geistiger Lehrer anerkannt, sagte: »Wer mein Fleisch ißt (...), hat das ewige Leben.« Im Christentum und anderen religiösen Glaubensrichtungen herrscht die Auffassung, daß das Teilen der Nahrung Symbol einer tiefen, spirituellen Vereinigung der Seelen ist. Mit anderen Brot zu teilen, ist wirklich ein Sakrament. Nahrung durch Überessen zu mißbrauchen, kommt hingegen einer Art Selbstmord und dem unausgesprochenen Wunsch zu sterben gleich.

Zu den *negativen Gedankenrastern* gehören all die negativen Gedanken, mit denen Sie sich stets so gerne herumschlagen. Dazu können Lieblingsgedanken gehören wie: »Ich sehe nie richtig aus«, »Ich kann niemals einen guten Körper haben« und »Niemand kann mich jemals lieben, denn ich bin zu dick«. Um diese Raster der Gewichtstyrannei zu verändern, müssen Sie erst einmal Ihr Denken verändern. Sie müssen lernen, all Ihre negativen Gedanken in positive umzuwandeln, um so Versagen durch Erfolg zu ersetzen. Bleiben Sie nicht in Sinnlosigkeit und Hoffnungslosigkeit stecken! Übergewicht ist nichts Natürliches, außer Sie glauben es selbst. *Was Sie in Ihrem Geist entstehen lassen, können Sie auch wieder zum Verschwinden bringen.* Sie müssen die »schweren« Gedanken, die Sie schwer gemacht haben, zum Verschwinden bringen.

Die meisten Menschen mit Übergewicht leiden bereits ihr ganzes Leben daran. Sie wiegen aus vielerlei Gründen zuviel – gewöhnlich aus mehr als einem. Von Zeit zu Zeit empfinden sie ernsthafte Selbstverachtung und beschließen, etwas zu unternehmen. Also unterziehen sie sich einer Diät, trainieren ihren Körper und klammern sich an diverse angebliche Autoritäten auf dem Gebiet des Abnehmens. Eine Zeitlang verlieren sie ein paar Pfund und fühlen sich erfolgreich. Sie sind mit sich und der Welt einverstanden. Dann kommen die Pfunde und die alte, schlechte Figur wieder. Dieses Verhaltensmuster wiederholt sich ständig. Falls Sie zu diesen Menschen gehören, läßt sich leicht einsehen, daß Sie das Gefühl bekommen, die Bemühungen seien zwecklos und Ihr Fall ohne Hoffnung.

Diäten und andere Selbstbestrafungen haben bei Ihnen und

vielen anderen deshalb nicht funktioniert, weil Sie niemals zur *Ursache* Ihres Gewichtsproblems vorgestoßen sind. Gleich nach dem Ende einer Diät wird Ihr Gewicht zurückkommen, wenn Sie es als Schutz oder als Waffe benutzen. Diese Gewohnheit entspringt einer Angst, hinter die Sie erst einmal kommen müssen, um sich dann mit ihr auseinanderzusetzen. Wenn durch die Anwendung von Affirmationen, Rebirthing, Rolfing, Gruppenarbeit, oder was auch immer bei Ihnen Frucht trägt, die Angst weg ist, werden Sie in der Lage sein, das Gewicht auf natürliche Weise abzubauen.

Beginnen wir damit, das Gewichtsproblem auf eine andere Art zu sehen. Hier einige allgemeine Punkte aus dem Buch »Psychologist's Eat-Anything Diet« von Dr. Leonard Pearson. Es lohnt sich, über sie nachzudenken:

Konstanter Gewichtsverlust vollzieht sich in einer Atmosphäre von Freiheit.

Chronisch nach Diät Lebende befinden sich in einem Gefängnis, in das sie von Diät-Diktatoren gesperrt werden.

Kalorienzählen setzt einen Zustand zwecklosen Streits mit sich selbst fort.

Häufig entsteht Übergewicht dadurch, daß man nicht genug von dem ißt, was man liebt und wonach man sich wirklich sehnt.

Verlieren Sie seit 20 Jahren immer dieselben 20 Pfund? Wenn Sie das Diätsyndrom haben, etwas Gewicht verlieren, wieder zunehmen, Selbstmitleid bekommen, wieder Diät leben usw. beweisen Sie, daß etwas mit Ihnen nicht stimmt und wie inkompetent Sie sind. Die daraus resultierenden Schuldgefühle tragen zu erneuter Gewichtszunahme bei.

Haben Sie ein Syndrom »Mensch gegen Nahrung«? Essen Sie durch einen Filter von Schuld?

Ich empfehle das Buch von Pearson sehr. Es erklärt, wie Sie der Tyrannei, der Sie sich unterworfen haben, entkommen können. Es kann Ihnen helfen, noch einmal darüber nachzudenken, auf welche Weise Sie das ganze Gewichtsproblem angehen.

Hier nun einige positive Gedanken über Nahrung und Essen, die nichts mit Bestrafung zu tun haben:

Essen Sie die Nahrungsmittel, die für Sie »summen«.

Nahrungsmittel, die für Sie summen, sind die, die einen ganz bestimmten Hunger zu einer ganz bestimmten Zeit befriedigen.

Schuldgefühle und Genießen passen nicht zusammen.
Essen muß befriedigen und lustvoll sein, sonst ist es wirkungslos.
Die Freiheit zu essen wird Ihnen auch die Freiheit geben, nicht zu essen.

In diesem Buch geht es um eine andere Art von Diät, eine Diät, die man im Bett machen kann. In der Tat empfehle ich Ihnen sehr, sie im Bett zu machen! Diese Diät erfordert nicht, daß Sie aufhören zu essen oder Ihren Körper trainieren. Sie verlangt, daß Sie auf negatives Denken verzichten und Ihren Geist trainieren. Diese Diät kann Ihnen helfen, Ihr Denken, Ihre Gefühle und Ihre Erscheinung zu verändern. Sie kann Ihnen ein gutes Selbstgefühl vermitteln und eine positive Lebenseinstellung. Und ist es nicht das, was wir alle wollen?

Was Sie zuerst lernen müssen

1. Denken ist schöpferisch, und Gedanken erzeugen Resultate. Positive Gedanken erzeugen positive Resultate, negative Gedanken negative Resultate. So einfach ist es.
2. Nicht das, was Sie essen, kann Ihnen schaden. Nur wenn Sie *glauben,* daß Ihnen etwas schadet, tut es das auch.
3. Nahrung selbst macht deshalb nicht dick. Es sind die Gedanken, die Sie über das Essen haben, die dick machen.
   - Eine Untersuchung an Menschen, die genau ihr Idealgewicht hatten, zeigte, daß alle ohne Bedenken und Probleme genau das essen konnten, was sie wollten.
   - Sie konnten dies, weil sie alle gemeinsam der Ansicht waren, zu jeder Zeit all das essen zu können, was sie wollten, ohne zuzunehmen. Die Einstellung: »Ich nehme nie zu« schien auszureichen.
4. Tatsächlich erhalten wir unsere wahre Kraft aus dem Licht Gottes, nicht aus der Nahrung.
5. Jede körperliche Technik, wie Fasten oder eine besondere Diät, funktioniert, weil Ihr Geist daran glaubt. Solange Sie sich aber nicht mit der *Ursache* Ihres Übergewichts beschäftigen, werden Sie mit ziemlicher Wahrscheinlichkeit all das verlorene Gewicht wieder zunehmen.
6. Ihr Körper gehorcht immer den Anweisungen Ihres Geistes. So sind die Anweisungen, die Sie ihm in bezug auf die Nahrung geben, von ausschlaggebender Bedeutung.
7. Ihre falsche Einstellung und Ihr falsches Denken sind die Ursache Ihres Übergewichts.
   - Was Ihr Übergewicht herbeiführt, ist Ihr Denken.
   - Sie müssen aufhören, negativ über Ihren Körper, Nahrung und sich selbst zu denken. Das ist *der einzige Weg,* anhaltende Ergebnisse zu erzielen. Um erfolgreich zu sein, müssen Sie positives Denken einsetzen.

Hier sind drei wichtige Affirmationen, die Sie anwenden können:

Ich, ________________, liebe mich.
Mein Körper verwertet alles, was ich esse, automatisch so, daß ich mein Idealgewicht von _____ Pfund behalten kann.
Alles, was ich esse, verwandelt sich in Gesundheit und Schönheit.

Wenn Sie noch nie mit Affirmationen gearbeitet haben, oder wenn Sie sie seit längerem nicht mehr angewandt haben, lesen Sie diesen Abschnitt aufmerksam. Der Schlüssel zum positiven Denken ist der Gebrauch von Affirmationen. Durch den Gebrauch von Affirmationen können Sie Ihren Geist und Ihren Körper für den Erfolg programmieren.

Eine Affirmation ist ein positiver Gedanke, den Sie bewußt wählen und in Ihr Bewußtsein einsinken lassen, um ein bestimmtes, gewünschtes Ergebnis zu erzielen.

Sie geben dabei Ihrem Geist ganz bewußt eine Idee, nach der Sie handeln wollen. Ihr Geist wird alles erschaffen, was Sie wollen, wenn Sie ihm die Gelegenheit dazu geben. Was Sie für wahr halten, das wird Realität, das erschaffen Sie. Durch Wiederholung können Sie Ihren Geist für positives Denken programmieren und so das gewünschte Ziel erreichen. Sie können Affirmationen auf verschiedene Weise benutzen.

Schreiben Sie zunächst einmal jede Affirmation zehn oder zwanzig Mal auf ein Stück Papier und lassen Sie dabei auf der rechten Seite Platz für negative Gegenargumente. Schreiben Sie die Affirmation auf die linke und Ihre negativen Gegenargumente oder Verneinungen auf die rechte Seite. Während Sie damit fortfahren, beobachten Sie, wie sich Ihre negativen Gegenargumente verändern. Eine stärkere beziehungsweise eine Schlüsselaffirmation wird mehr negative Gegenargumente aus Ihrem Unbewußten hervorlocken und Ihnen so die Möglichkeit bieten zu erkennen, was zwischen Ihnen und Ihrem Ziel steht.

Wenn Sie die Affirmation schließlich mit einer rein neutralen Gegenargumentation schreiben können, dann und nur dann ist Ihr Unterbewußtsein bereit mitzuspielen. Diese Übungen helfen Ihnen dabei zu erkennen, was in Ihrem Unterbewußtsein vorhanden ist und wozu Sie als Nächstes bereit sind.

Nachdem Sie etwa eine Woche lang eine Affirmation geschrieben oder sobald Ihre negativen Gegenargumente sich gelegt haben, können Sie mit der Spalte für die Gegenargumente aufhören und nur noch die Affirmation schreiben. Vielleicht wollen Sie nun auch einen Kassettenrecorder benutzen, was ich als ebenso wirksam empfand, oder Ihre Affirmationen auf der Schreibmaschine tippen. Mir erlaubte letzteres, statt einer handgeschriebenen gleich zehn getippte Affirmationen vor mir zu sehen.

Vielleicht wollen Sie sich die Affirmationen einfach nur sagen. Dies beansprucht zwar weniger Zeit, hat aber keine so starke Wirkung, weil es weniger Sinne anspricht als das Schreiben.

Affirmationen schreiben zu können ist wichtig, um mit diesem Programm Erfolg zu haben. Versuchen Sie, mehr über sich herauszufinden, während Sie es tun.

Beispiele:	Gegenargumente:
Ich, ________________, verdiene es, mein Idealgewicht von _____ Pfund zu behalten.	Das glaube ich nicht.
Ich, ________________, verdiene es, mein Idealgewicht von _____ Pfund zu behalten, egal, was ich esse.	Das wäre zu schön, um wahr zu sein.
Ich, ________________, verdiene es, mein Idealgewicht von _____ Pfund zu behalten, egal, was ich esse.	Ich wüßte nicht, was ich tun sollte, wenn ich vollkommen wäre. Worüber könnte ich mir Sorgen machen?

Ich, ________________, verdiene es, mein Idealgewicht von _____ Pfund zu behalten, egal, was ich esse.

Ja, das ist eine gute Idee, nur – *wie?*

Es ist leicht für mich, ________________, mein Idealgewicht zu behalten, wenn ich daran glaube.

Daß ich nicht lache!

Grundlegende Schritte zur Diät

Ehe Sie mit dieser Diät beginnen, müssen Sie sich darauf vorbereiten. Sie müssen bereit sein, etwas »loszuwerden«. Mit etwas »loswerden« meine ich, bereit zu sein, Ihr Gewichtsproblem jetzt aufzugeben. Sind Sie bereit, all jene kleinen Gewinne, all jene tatsächlichen und verborgenen Belohnungen aufzugeben, die Ihnen Ihr Übergewicht verschafft? Sind Sie bereit, bis ins letzte all die Angst zu erfahren, die Ihr Fett verbirgt? Sind Sie bereit, Ihren Kummer aufzugeben? Sind Sie bereit, all das jetzt loszulassen und frei zu sein?

Wenn Sie sich die Frage stellen: »Bin ich bereit, es jetzt loszuwerden?« und die Antwort ist »Nein«, dann wird selbst diese Diät nicht funktionieren! Sie sind noch nicht dafür bereit. Möglicherweise sind Sie sogar traurig, etwas aufzugeben, woran Sie so hängen, selbst wenn es neurotisch ist!

Der erste Schritt besteht immer darin, die Wahrheit zu sagen. Sie können damit beginnen, sich zu fragen, welche Belohnungen Sie jetzt bekommen. Überlegen Sie sich, was Sie wirklich davon haben, dick zu sein, was Sie damit beweisen wollen. Hier sind einige Beispiele. Machen Sie Ihre eigene Liste.

Was bringt es mir, dick zu sein?

Beispiele:

1. Ich beweise mir dadurch, daß ich nicht vollkommen bin.
2. Ich beweise mir dadurch, daß meine Mutter im Unrecht ist.
3. Ich kann mich über mich ärgern.
4. Ich kann mich selbst bestrafen.
5. Ich kann mich davor beschützen, daß zu viele Männer/Frauen mit mir schlafen wollen.
6. Ich kann so nicht in den Himmel kommen.

7. Ich habe damit ein Problem, um Aufmerksamkeit auf mich zu lenken.
8. Ich kann mich diesem Problem gegenüber hilflos fühlen.
9. Ich kann einen Grund zum Versagen haben.
10. Ich kann mich beklagen.

Der nächste Teil Ihrer Vorbereitung besteht darin, all diese eingebildeten Gewinne aufzugeben. Jeder dieser Sätze kann in eine Affirmation umgewandelt werden.

1. Es ist in Ordnung für mich, ________________, vollkommen zu sein.
2. Ich, ________________, brauche nicht mehr mit meiner Mutter abzurechnen und beweisen, daß sie im Unrecht ist.
3. Ich, ________________, verzeihe mir und bin daher nie auf mich selbst böse.
4. Ich, ________________, lehne es ab, mich jemals wieder zu bestrafen.
5. Es ist in Ordnung, wenn viele Männer/Frauen mit mir schlafen wollen. Ich kann nein sagen, wenn ich will.
6. Ich, ________________, bin bereit, *jetzt* im Himmel zu sein.
7. Ich, ________________, brauche kein Problem, um Aufmerksamkeit auf mich zu ziehen.
8. Ich, ________________, bin erfolgreich und brauche also keine Erklärung für Versagen mehr.
9. Ich, ________________, fühle mich diesem Problem gegenüber nicht mehr hilflos.
10. Ich, ________________, habe es aufgegeben, mich zu beklagen.

Wenn Sie nicht bereit sind, Ihr Problem jetzt loszuwerden, werden Sie zumindest bereit, dafür bereit zu sein. Nachdem Sie die Affirmationen hinsichtlich der Vorteile, die Ihnen das Dicksein bringt, gemacht haben, werden Sie bald dazu bereit sein.

Ich bekomme für mein Übergewicht:

Meine neuen Affirmationen sind:

Erster Schritt: Verzichten Sie auf negatives Denken

Hier sind einige Muster negativen Denkens. Schreiben Sie Ihre eigenen Gedanken in die Spalte rechts.

Dies sind all meine negativen Gedanken über meinen Körper und mein Gewicht:

Beispiele:

Beispiele	Ihre Gedanken
1. Ich kann nicht abnehmen, nur weil ich daran denke.	1. ______
2. Es ist schwierig abzunehmen.	2. ______
3. Wenn ich dick werde, wird etwas Schreckliches mit mir passieren.	3. ______
4. Paß auf, was Du ißt, denn Du wirst dick!	4. ______
5. Es wird nie funktionieren. Keine Diät funktioniert.	5. ______
6. Ich kann meinen Körper nicht ganz perfekt machen.	6. ______
7. Das dauert zu lang.	7. ______
8. Es ist hoffnungslos.	8. ______
9. Nichts funktioniert, wenn es ums Abnehmen geht.	9. ______
10. Wenn ich das nicht erreiche, stimmt etwas nicht mit mir. Ich habe keinen sehr klaren Kopf.	10. ______

Dies sind all meine negativen Gedanken über Essen:

Beispiele:

1. Ich kann nicht Sieger sein, wenn es ums Essen geht.	1. ______________________
2. Brot macht dick.	2. ______________________
3. Eis macht dick.	3. ______________________
4. Die Sachen, die am besten schmecken, sind gefährlich.	4. ______________________
5. Man muß von jedem Nährstoff eine bestimmte Menge zu sich nehmen, oder man stirbt.	5. ______________________
6. Essen ist das Wichtigste, was es gibt.	6. ______________________
7. Eine Frau sollte immer das Essen zubereiten und es dem Mann servieren.	7. ______________________
8. Essen ist gefährlich.	8. ______________________
9. Ich gebe auf, denn ich hasse Essen.	9. ______________________
10. Zuerst kommt das Essen, dann die Liebe.	10. ______________________

Zweiter Schritt: Nähren Sie sich von Affirmationen

Der zweite Schritt besteht darin, Ihre negativen Gedanken in Affirmationen umzuwandeln. Verzichten Sie auf die negativen Gedanken und nähren Sie sich von den positiven. Denken Sie daran, ich habe Ihnen versprochen, daß dies die einzigen Übungen sind! Hier sind einige Affirmationen zur Probe. Schreiben Sie Ihre Gegenargumente auf die rechte Seite.

Dies sind all meine Affirmationen über meinen Körper und mein Gewicht:

Beispiele:

1. Ich, ____________, kann allein durch die Kraft meines Geistes abnehmen.	1. ____________
2. Es ist leicht für mich, ____________, abzunehmen.	2. ____________
3. Nichts Schreckliches wird mir, ____________, passieren, egal, was ich wiege.	3. ____________
4. Ich, ____________, esse mich jetzt dünn.	4. ____________
5. Diese Diät funktioniert immer.	5. ____________
6. Ich, ____________, kann meinen Körper jetzt genau in die richtige Form bekommen.	6. ____________
7. Das braucht eine bestimmte Zeit.	7. ____________
8. Das funktioniert jetzt!	8. ____________

9. Es geht mir, ________ ________, ausgezeichnet, egal, was passiert.	9. ________
10. Ich, ________________, kann dieses Problem bestimmt lösen.	10. ________

Dies sind all meine Affirmationen über Essen:

Beispiele:

1. Ich, ________________, bin immer der Sieger beim Essen.	1. ________
2. Brot macht nicht dick. Ich, ________________, kann Brot essen und schlank sein.	2. ________
3. Ich, ________________, kann beim Eisessen schlank sein und schlank bleiben.	3. ________
4. Die Sachen, die am besten schmecken, machen mich, ________________, nicht dick. Sie machen sogar dünn.	4. ________
5. Ich, ________________, werde nicht sterben, ob ich esse oder nicht.	5. ________
6. Essen ist für mich, ________________, nicht das Wichtigste.	6. ________
7. Ich, ________________, muß nicht Essen zubereiten und servieren, bloß weil ich eine Frau bin.	7. ________

8. Essen ist keine Bedrohung für mich.	8. ________________
9. Ich, ________________, liebe Essen, aber ich kann auch darauf verzichten.	9. ________________
10. Liebe kommt für mich, ________________, immer an erster Stelle, und dann brauche ich kein Essen, um Liebe zu bekommen.	10. ________________

Sie werden sich mit den einen Affirmationen wohler fühlen als mit den anderen, die werden dann besser für Sie funktionieren. Hier einige der besten allgemeinen Affirmationen für eine Diät.

Mein Körper setzt alles, was ich, ________________, esse, automatisch um, um mein Idealgewicht von _____ Pfund zu behalten.
Alles, was ich, ________________, esse, verwandelt sich in Gesundheit und Schönheit.
Ich, ________________, verdiene den Genuß, den ich vom Essen bekomme.
Ich, ________________, nehme jetzt ab und werde immer schöner.
Ich, ________________, gefalle mir, ob ich esse oder nicht.
Eine unendliche Intelligenz in mir, ________________, macht immer das Richtige, um mein Idealgewicht von _____ Pfund zu behalten.
Das, was mir, ________________, Vergnügen bereitet, hat keine unerwünschten Folgen mehr.
Je mehr Befriedigung ich, ________________, erfahre, desto weniger Leere empfinde ich.
Mein Leben und meine Gesundheit werden in Wirklichkeit vom Licht Gottes erhalten.

Alle Nahrung, die für mich, ________________, verlockend ist, ist gut für mich, und ich esse aus Vergnügen. Mich reizt keine Nahrung, die nicht gut für mich wäre.
Mein Stoffwechsel reagiert auf die neuen Anweisungen, die ich, ________________, ihm gebe.
Ich, ________________, habe das Recht, die Essensregeln meiner Eltern zu verändern.
Ich, ________________, bin bereit, die Wahrheit über mein Gewichtsproblem zu erkennen.
Ich, ________________, bin in Ordnung, ob ich dünn bin oder nicht.
Ich, ________________, kann »nein« sagen, ohne die Liebe der anderen zu verlieren.
Ich, ________________, bin völlig von diesem Problem geheilt.
Kalorien haben nur die Macht, die ich, ________________, ihnen gebe.
Mein Geist lenkt meinen Körper.

Machen Sie diese allgemeinen Affirmationen regelmäßig.*

1. Schreiben Sie die wichtigsten mindestens zehnmal am Tag.
2. Kleben Sie sie an eine Wand oder einen Spiegel, wo Sie sie sehen können.
3. Denken Sie bei der Meditation an sie.
4. Sagen Sie sie einem Freund, der Ihnen gegenübersitzt, und lassen Sie den Freund nach einer jeden »danke« sagen.
5. Nehmen Sie sie auf Kassette auf – in der ersten und dritten Person – und hören Sie sie sich jeden Abend an.

* Wenn Sie englisch lesen, empfehle ich Ihnen zusätzlich das Kapitel über Gewicht in: Leonard Orr/Sondra Ray, »Rebirthing in the New Age«, Celestial Arts, Berkeley, California.

Dies sind all meine negativen Gedanken über meinen Körper:

Dies sind all meine negativen Gedanken über mein Gewicht:

Dies sind all meine negativen Gedanken über Essen:

Meine neuen Affirmationen über meinen Körper sind:

Meine neuen Affirmationen über mein Gewicht sind:

Meine neuen Affirmationen über Essen sind:

Dritter Schritt: Benutzen Sie Visualisationen

Wenn Sie bei geschlossenen Augen gut visualisieren können, so nutzen Sie diese Fähigkeit und »sehen« Sie sich selbst in Ihrer idealen Form und Gestalt und mit Ihrem Idealgewicht. Meditieren Sie täglich im Liegen oder Sitzen und visualisieren Sie Ihren Körper so, wie Sie ihn haben wollen. *Woran Sie denken, wird sich einstellen.* Wenn Sie daran denken, daß Ihr Körper dick ist, werden diese Gedanken sich ausbreiten, und Sie werden dicker. Wenn Sie an den idealen, schlanken Körper denken, den Sie wollen, werden diese Gedanken Raum einnehmen, und Sie werden immer schlanker.

Wenn Sie nicht gut visualisieren können, hängen Sie ein Foto aus einer Zeit auf, in der Sie Ihr Idealgewicht hatten und glücklich waren. Schauen Sie es jeden Tag in Ruhe eine Weile an. Wenn Sie kein Foto haben, nehmen Sie aus einer Illustrierten ein Bild von jemandem, der einen Körper hat, wie Sie ihn sich wünschen. Sie können über das Gesicht der betreffenden Person ein Bild von sich kleben. Schauen Sie sich das Bild jeden Tag an.

Seien Sie nicht eifersüchtig, wenn Sie jemanden sehen, der genauso aussieht, wie Sie aussehen wollen. Anstatt sich über diese Person zu ärgern, sagen Sie: »Genauso gehöre ich!«

Sie können auf diese Weise nicht nur Ihr Gewicht verändern, sondern auch Ihre Züge, Ihre Konturen, Ihre allgemeine Erscheinung.

Vierter Schritt: Geben Sie den Ärger auf

Bevor Sie Ihren Ärger aufgeben können – was der nächste Schritt ist – stellen Sie sich folgende Frage: »Wen mache ich verantwortlich dafür, daß ich ständig dieses Problem habe?« Der Name der betreffenden Person ist bereits in Ihrem Bewußtsein aufgetaucht. Dieser Person *müssen* Sie vergeben.

In »Kurs in Wundern«* wird erklärt, daß alles Leiden dem Nichtvergebenkönnen entspringt, und daß das Vergeben unsere einzige Aufgabe ist. Vergeben löscht alles aus. Vergeben bedeutet, sowohl sich selbst wie auch anderen zu vergeben. Es bedeutet, sich über das klar zu werden, was einen ärgert und es dann loszulassen. Vergeben ist selektives Erinnern. Es bedeutet, daß man sich lediglich an die liebevollen Gedanken erinnert, die man empfing oder aussandte. Alles andere muß vergessen werden. Vergeben Sie, und Sie werden die Dinge anders sehen. Vergeben Sie, und das Problem wird verschwinden.

Indem Sie sich die folgenden Fragen stellen, können Sie Ihren Ärger aufgeben. Beantworten Sie sie der Wahrheit entsprechend für sich selbst.

Worüber ärgere ich mich?

1. Ich ärgere mich über meinen Vater, weil ______________________
   ____
2. Ich ärgere mich über meine Mutter, weil ______________________
   ____
3. Ich ärgere mich über mich selbst, weil ich so ________________
   ____
4. Ich ärgere mich über Frauen, weil ___________________________
   ____
5. Ich ärgere mich über Männer, weil ___________________________
   ____
6. Ich ärgere mich über mich selbst, weil ich es nicht schaffe _____
   ____

Fahren Sie nun fort, sich selbst zu erforschen. Einige der folgenden Antworten treffen vielleicht auch auf Sie zu.

* »A Course in Miracles«. The Foundation of Inner Peace. P. O. Box 635, Tiburon, California 74920, U.S.A.

Wofür habe ich mir noch nicht verziehen?

1. Ich habe mir nicht verziehen ______________________
____
2. Noch etwas, wofür ich mir nicht verziehen habe, ist ______
____
3. Ich habe mir nicht verziehen, ______________________ zu essen.
4. Ich habe mir nicht verziehen, ______________________ zu sein.
5. Ich habe mir nicht verziehen, zu denken ______________
____
6. Ich habe mir nicht verziehen, zu sagen ______________
____
7. Ich habe mir nicht verziehen, ______________________ zu handeln.
8. Ich habe mir nicht verziehen, andere verantwortlich zu machen für ______________________________
____
9. Ich habe mir nicht verziehen, ______________________ zu verletzen.
10. Ich habe mir nicht verziehen, nicht ______________ gegeben zu haben.

Wofür habe ich anderen noch nicht vergeben?

1. Ich habe meinem Vater nicht vergeben, ______________
____
2. Ich habe meiner Mutter nicht vergeben, ______________
____
3. Ich habe meiner/m Schwester/Bruder nicht vergeben, ______
____
4. Ich habe meinem Liebhaber nicht vergeben, ____________
____

5. Ich habe ________________ nicht vergeben, mich verletzt zu haben.
6. Ich habe ________________ nicht vergeben, nicht mit mir gesprochen zu haben.
7. Ich habe ________________ nicht vergeben, daß er/sie sich geweigert hat, mir Geld zu leihen.
8. Ich habe ________________ nicht vergeben, daß er/sie mich belogen hat.
9. Ich habe ________________ nicht vergeben, daß er/sie über mich geredet hat.
10. Ich habe ________________ nicht vergeben, daß er/sie mich verlassen hat.

All diesen Menschen sollten Sie vergeben, ob Sie dazu Lust haben oder nicht!

Fangen Sie nun damit an, Ihren Ärger aufzugeben, indem Sie sich und anderen verzeihen. Schreiben Sie die Sätze neu, so daß sie auf Sie zutreffen.

1. Ich vergebe mir, ________________________________
2. Außerdem vergebe ich mir, ________________________
3. Ich vergebe mir, ____________________________ zu essen.
4. Ich vergebe mir, ____________________________ zu sein.
5. Ich vergebe mir, ___________________________ zu denken.
6. Ich vergebe mir, ___________________________ zu sagen.
7. Ich vergebe mir, __________________________ zu handeln.
8. Ich vergebe mir, andere verantwortlich für ______________ ____ zu machen.
9. Ich vergebe mir, _________________________ zu verletzen.
10. Ich vergebe mir, _________________ nicht gegeben zu haben.

1. Ich vergebe meinem Vater, ________________________
2. Ich vergebe meiner Mutter, ________________________
3. Ich vergebe meinem/r Bruder/Schwester, ______________
4. Ich vergebe meinem Liebhaber, _____________________
5. Ich vergebe ________________, mich verletzt zu haben.

6. Ich vergebe _________________, nicht mit mir gesprochen zu haben.
7. Ich vergebe _________________, daß er/sie es abgelehnt hat, mir Geld zu leihen.
8. Ich vergebe _________________, daß er/sie mich belogen hat.
9. Ich vergebe _________________, daß er/sie über mich geredet hat.
10. Ich vergebe _________________, daß er/sie mich verlassen hat.

Im Namen Jesu ist alles vergeben. Ich bitte jetzt den Heiligen Geist, daß er all mein falsches Denken korrigiert!

Hier sind die fünf Schritte zur vollkommenen Vergebung von Catherine Ponder. Denken Sie über sie nach!

1. Sie vergeben anderen.
2. Die anderen vergeben Ihnen.
3. Sie vergeben sich selbst.
4. Sie geben jeden Anspruch auf Bestrafung auf.
5. Sie stellen die Harmonie wieder her, die vor dem Zwist bestand.

Die meisten Menschen lassen ihren Ärger über andere Menschen in heftiger und verletzender Weise heraus. Es gibt aber Möglichkeiten, sich auf für die Umwelt annehmbarere und sogar liebevolle Weise von Wut zu befreien. Sie können alleine in Ihr Auto steigen und in der Garage oder an irgendeinem anderen einsamen Platz laut schreien. Sie können allein in den Wald gehen, an einen Strand oder irgendeine einsame Stelle und schreien. Wenn Sie lieber zu Hause bleiben, können Sie mit Ihren Fäusten die Kissen verdreschen. Oder Sie bleiben im Bett (ich sagte ja, alles könne im Bett stattfinden) und stoßen mit Ihren Beinen herauf und herunter, höher und höher, mit gestreckten Knien, bis Sie alles herausgestrampelt haben. Sie können auch ein paar Knüppel benutzen und Ihre Wut in einem Scheinkampf mit jemand anderem auslassen.

All diese Methoden, sich von Ärger zu befreien, tun äußerst gut. Wählen Sie die, die bei Ihnen funktionieren und praktizieren Sie sie täglich. Achten Sie darauf, daß Sie während all dieser Aktivitäten gut durchatmen. Seien Sie nicht erstaunt, wenn Sie danach Lust haben zu weinen. Das ist sehr gut! Schreien Sie auch Ihre Affirmationen laut heraus!

Sie drücken Ihre Wut aus, um sich davon zu befreien. Halten Sie nicht an ihr fest. Sie können in fünf Minuten davon frei sein, oder Sie können fünf Stunden damit vertun. Es ist besser, den Ärger loszuwerden!

Fünfter Schritt: Schreiben Sie Ihre Gefühle auf

Es ist eine gute Idee, während dieser Zeit ein Notizbuch zu haben, in das Sie Ihre Gefühle eintragen, besonders wenn Sie erregt sind. Auf diese Weise werden Sie sehr viel über sich erfahren. Sie werden in den Motiven Ihrer Handlungen und Gefühle bestimmte Raster entdecken. Sie werden beginnen, sich zu verstehen und andere Methoden zur Lösung Ihrer Probleme suchen.

Die beste Zeit zu schreiben ist die, wenn Sie Lust haben zu essen, obwohl Sie nicht wirklich hungrig sind. Statt zu essen nehmen Sie das nächste Mal das Notizbuch zur Hand und schreiben Ihre Gefühle auf. Schreiben Sie, wie Sie sich wirklich fühlen. Denken Sie daran, daß Sie nur an sich selbst und über sich selbst schreiben.

Lesen Sie später Ihre Eintragungen. Schreiben Sie dann Gewichtsaffirmationen und andere Affirmationen auf, die sich auf das beziehen, was Sie geschrieben haben. Dann – und nur dann – essen Sie, wenn Sie es immer noch wollen. Wahrscheinlich fühlen Sie sich nicht mehr danach.

Hier eine Tagebucheintragung als Beispiel:

Dienstag nacht. Ich möchte Brot essen! Viel, viel Brot! Ich möchte Brot essen, weil ich mich ärgere. Meine Großmutter hat sich sehr viel geärgert und viel Brot gebacken. Bin ich meine Großmutter??? Ja! Ich kümmere mich um alles und jedes wie sie. Werde ich jemals frei sein?

Ich habe überhaupt keine Disziplin! Ich ärgere mich über mich selbst, weil ich keine Disziplin habe. Das stimmt nicht ganz! Früher hatte ich Disziplin. Ich habe sie jetzt nicht, weil ich mich ärgern möchte. Mich zu maßregeln, ein Fasten gebrochen zu haben, ist eine gute Art, mich weiter über mich zu ärgern. Vielleicht beginne ich mit dem Fasten auch nur, um es dann zu brechen! Nein, das ist wirklich lächerlich! Oder nicht? Was soll ich tun?

Ich kann entweder:

1. Fasten und diszipliniert sein. (Das wird nicht funktionieren.)
2. Fasten, das Fasten unterbrechen und mir verzeihen. (Das hat nicht funktioniert.)
3. Mir erst verzeihen und dann essen. (Das will ich nicht tun.)
4. Mir erst vergeben und dann fasten. (Ich weiß nicht.)

Was will ich *wirklich?* Essen oder nicht essen und mich so oder so wohl fühlen. Ich esse jetzt die Dinge, die ich mir am meisten verbiete (Brot, Butter und Eis), damit ich mich richtig über mich ärgern kann.

Worüber ich mich wirklich ärgere, das sind die Männer! (Gott ist ein Mann!) Irgend etwas tut mir weh. Es scheint alles hoffnungslos. Ich fühle mich wie ein Alkoholiker. Ich möchte nicht aufgeben, aber ich habe die Nase voll. Werde ich es je schaffen?

Nach dem ersten Eintrag werden Sie vielleicht über Ihren Ärger noch einmal nachdenken. Hier ein späterer Eintrag:

Ich bin nicht meine Großmutter. Ich muß mich nicht ärgern, nur weil sie es tat. Ich muß nicht Brot und Butter essen, aber ich entschließe mich dennoch dazu, ich kann dafür sorgen, daß sie mich nicht dick machen. Es ist so oder so in Ordnung.

Ich bin nicht hilflos. Ich habe Disziplin. Ich diszipliniere mich jetzt gerade, damit fertigzuwerden. Ich muß nicht mehr fasten, um damit fertigzuwerden. Ich bin gerade dabei, damit fertigzuwerden. Ich muß nicht mehr fasten, nur um damit aufzuhören und böse über mich zu werden. Ich werde nicht mehr böse auf mich. Ich lehne es ab, mich jemals wieder zu bestrafen. Es geht mir ausgezeichnet, ob ich esse oder nicht. Ich akzeptiere mich von nun an ständig.

Ich vergebe allen Männern. Ich vergebe mir, daß ich gedacht habe, Gott hätte mir etwas getan. Gott wartet nur darauf, mir bei meinen Problemen zu helfen, und ich kann mich Ihm jetzt öffnen.

Eine andere Methode, Ihre Gefühle niederzuschreiben besteht darin, daß Sie sich einen Brief schicken. Wer sonst weiß besser, daß Sie eine kleine Anerkennung verdienen? Erzählen Sie sich schriftlich etwas über den Fortschritt, den Sie machen, und schicken Sie den Brief dann ab.

Liebe Sondra,

Ich bin glücklich zu sehen, daß Du wirklich von Deinem Problem loskommst. Ich sehe, daß Du jünger und schöner aussiehst und abgenommen hast. Wie gut Du aussiehst! Ich finde, Du solltest Dich wirklich dafür anerkennen, daß Du Deine Gedanken unter Kontrolle gebracht und die Ängste, die Dich zunehmen ließen, erkannt hast. Nie wieder wirst Du so etwas durchmachen müssen, denn Du bist auf die *Ursache* gestoßen. Ich bin wirklich stolz auf Dich! Du verdienst eine Belohnung. Ich spendiere Dir deshalb eine Massage! Du verdienst es, Dein Idealgewicht von 63 kg zu haben!

Herzlichst, ein Freund

Sechster Schritt: Segnen Sie Ihre Nahrung

Wenn Sie essen, *lieben* Sie Ihre Nahrung, und sie wird Ihre Liebe erwidern. Beginnen Sie damit, die Nahrung zu segnen. Nahrung ist eine Form von Energie, die Ihnen nicht schaden oder Ihnen etwas tun kann, wenn Sie es nicht wollen. Sagen Sie: »Diese Nahrung, die ich esse, verwandelt sich nur in Gesundheit und Schönheit«.

Genießen Sie die Schönheit Ihres Essens. Räumen Sie andere Dinge, die nichts mit Essen zu tun haben, wie Schulaufgaben oder Zeitungen, weg vom Tisch. Wenn Sie Essen servieren, klatschen Sie es nicht einfach irgendwie hin. Benutzen Sie genügend Teller oder Schalen zum Servieren, so daß jede Speise anziehender wird. Auf diese Weise können Sie die Gesundheit und Schönheit, die Sie in sich aufnehmen, sehen.

Gestalten Sie Ihre Mahlzeiten spiritueller. Ob Sie allein essen oder mit anderen – genießen Sie Ihre Nahrung. Genießen Sie es, mit anderen zu sprechen oder noch einmal an ein angenehmes Erlebnis des Tages zu denken. Essen Sie nicht beim Lesen oder

Fernsehen, wenn Sie die Nahrung gar nicht wahrnehmen. Schauen Sie die Nahrung, die Sie essen, an, vertiefen Sie sich in ihren Geruch und Geschmack und denken Sie an das, was Sie tun. Nehmen Sie sich Zeit zu entspannen, wenn Sie essen, und kosten Sie jeden Bissen. Atmen Sie jedesmal, wenn Sie etwas in Ihren Mund stecken, tief ein.

Siebenter Schritt: Lieben Sie Ihren Körper

Wenn Sie Ihren Körper lieben, wird er mit Ihrem Geist zusammenarbeiten. Entwickeln Sie mit Ihrem Körper eine Liebesbeziehung. Behandeln Sie ihn so, wie Sie Ihren liebsten Freund behandeln würden. Wenn Sie gesagt haben, daß Ihr Körper nicht mit Ihnen zusammenarbeitet, können Sie Ihr Idealgewicht nie erreichen. Sie befinden sich dann ständig in einem Zustand des Kampfes. Wenn Sie sagen: »Ich mag meinen Körper nicht«, dann muß Ihr Körper all das tun, was Sie *nicht* wollen, um Ihnen zu gefallen. (Wichtig!) Daraus folgt, daß er immer schwerer wird.

Sie sollten Ihren Körper auch dann lieben, wenn Sie Übergewicht haben, denn er tut, was Sie wollen. Irgendwo wollen Sie dick sein, also gibt Ihr Körper Ihnen, was Sie insgeheim wünschen. Ihr Körper gehorcht immer Ihrem Geist. Wenn Sie Ihrem Körper sagen, daß er abnehmen soll, und er tut es *nicht,* muß in Ihrem Geist eine tiefe *Gegenabsicht* vorhanden sein. Testen Sie sich diesbezüglich.

Wenn Sie meinen, daß Sie vielleicht in einem Zustand des Kampfes mit ihrem Körper sind, analysieren Sie Ihre Gegenargumente auf die folgende Affirmation – bis Sie die Gegenabsicht herausfinden.

Affirmation:	Gegenargumente:
Ich, ________________, bin bereit, jetzt abzunehmen.	Noch nicht, denn ich würde vollkommen werden.
	Wenn man dünn ist, ist man nicht in Sicherheit.

Achter Schritt: Machen Sie sich selbst Freude

Es ist wichtig, daß Sie sich selbst Freude machen während dieser Diät. Es ist eine Diät der Liebe. Sie müssen Ihren Körper, die Speisen, die Sie zu sich nehmen und die Menschen, auf die Sie böse sind, lieben. Vor allem aber müssen Sie sich selbst in jeder Hinsicht lieben. Daher ist es wichtig, daß Sie sich einige tiefe Sinnesfreuden bereiten. Eine regelmäßige, sogar tägliche Massage zum Beispiel wäre ideal.

Sagen Sie sich nie, daß Sie sich ein besonderes Vergnügen, wie etwa eine Massage, nicht leisten können. Wenn Sie einsehen, daß es bei einer Massage um Empfangen geht und daß auch Ihre finanzielle Situation mit Empfangen zu tun hat, werden Sie merken, daß Sie sich um so mehr dem Empfangen auf allen Gebieten öffnen, den finanziellen Sektor mitinbegriffen, je mehr Lust Sie bei einer Massage empfangen können. Massagen können also tatsächlich Ihren Wohlstand fördern! Möglicherweise bekommen Sie auf der Massagebank sogar den Millioneneinfall! Das Wichtigste dabei ist jedoch, daß eine Massage auch eine Art ist, Ihren Körper zu lieben.

Eine andere Möglichkeit, sich selbst zu verwöhnen, ist ein ausgedehntes Bad. Ich empfehle, sich zweimal am Tag durchtränken zu lassen. Warten Sie, bis die Wassertemperatur genau richtig ist. Nehmen Sie sich etwas zu lesen mit oder hören Sie Musik, wenn Sie wollen, und haben Sie viele weiche Handtücher parat. Dies ist eine wunderbare Art sich zu lieben und zu meditieren.

Sie sollten während dieser Zeit alles tun, was Ihnen Freude bereitet. Die meisten Menschen sind hart mit sich, wenn sie eine Kur machen. Denken Sie daran, daß dies keine Diät ist, bei der man sich etwas verweigert. Sie müssen sich nicht einmal Essen verweigern! Dies ist eine Diät der Liebe, und es wäre eine gute Idee, wenn Sie mit allem in Berührung kämen, was Ihnen Vergnügen macht und die Art und Weise darstellt, auf die Sie geliebt werden wollen. Stellen Sie zunächst einmal eine Liste auf mit all dem, was Ihnen Genuß bereitet. Sie haben fünf Sinne, also fünf wesentliche Möglichkeiten, Schlüssel, Genuß zu empfangen: Sehen, Riechen, Schmecken, Berühren und Hören. Versuchen Sie für jeden dieser Sinne etwas in Ihre Liste einzutragen. Sie können natürlich auch auf andere Weise Genuß erfahren, vielleicht durch Erinnerung oder Imagination.

Dies sind meine zehn größten Genüsse:

1. Ich liebe es, stundenlang in beruhigendem, warmem Wasser zu liegen.
2. ______________________________
3. ______________________________
4. ______________________________
5. ______________________________
6. ______________________________
7. ______________________________
8. ______________________________
9. ______________________________
10. ______________________________

Nachdem Sie die Liste Ihrer Genüsse aufgestellt haben, denken Sie darüber nach, in welcher Beziehung diese Genüsse zu der Art und Weise stehen, auf die Sie von sich selbst und anderen Liebe empfangen. Übertragen Sie nun Ihre Genüsse auf spezifische Arten des Liebens und Geliebtwerdens.

Zehn Arten, auf die ich mich lieben könnte:

1. Ich werde von nun an mindestens einmal in der Woche ein heißes Bad nehmen.
2. ____________________
3. ____________________
4. ____________________
5. ____________________
6. ____________________
7. ____________________
8. ____________________
9. ____________________
10. ____________________

Zehn Arten, auf die andere mich lieben könnten:

1. Ich werde einen nahen Freund dazu anregen, ein heißes Bad zu nehmen.
2. ____________________
3. ____________________
4. ____________________
5. ____________________
6. ____________________
7. ____________________
8. ____________________
9. ____________________
10. ____________________

Je mehr Liebe Sie geben und nehmen, desto mehr Energie wird in Ihrem Körper freigesetzt.

Bitten Sie Gott, Ihre Gedanken zu diesen Dingen zu korrigieren. Bitten Sie um Hilfe, sich von all Ihren negativen Gedanken über Essen und Gewicht befreien zu können. Seien Sie bereit, Beistand zu empfangen. Jedesmal, wenn Sie sich dabei ertappen, negativen Gedanken nachzuhängen wie etwa: »Es ist hoffnungslos«, »Das wird nicht funktionieren« oder »Ich kann nie abnehmen«, machen Sie aus diesen Gedanken Affirmationen. Wenn es Ihnen nicht zu gelingen scheint, sie loszuwerden, sagen Sie nur: »Ich übergebe dies Gott« oder »Ich überlasse dies dem Heiligen Geist« oder »Ich erlaube dem Heiligen Geist, all mein falsches Denken über meinen Körper, Essen und Gewicht aufzulösen«.

Sie können auch das Mantra OM NAMAH SHIVAYA verwenden, das höchste Mantra. Es bedeutet: »Allmächtiger Shiva, ich verbeuge mich vor Dir in Ehrfurcht«, was in etwa besagt: »Ich gebe mich jenem Teil Gottes hin, der das Unwissen zerstreut«. Shiva ist der Zerstörer der Unwissenheit. Auf diese Weise können Sie jene unwissenden Gedanken zerstreuen, aufgrund derer Sie zunehmen. Es bedeutet auch »unendlicher Geist, unendliches Wesen und unendliche Manifestation«.

Ernest Holmes hat eine Methode geschaffen, die sich der »Goldene Schlüssel« nennt. Er empfiehlt, wenn man von einem Gedanken nicht mehr loskommt, aufzuhören, über das Problem nachzudenken und anzufangen, an Gott zu denken. Wenn Sie sich nicht vorstellen können, wie Sie über Gott nachdenken sollen, denken Sie an die Worte *Friede, Harmonie, Segen, Freude* und alles, was dies bei Ihnen bewirkt. Gott ist

---

Beten Sie darum, daß die Angst, Ihr Problem aufzugeben, weggenommen wird. Sie hätten es ja mittlerweile längst aufgegeben, wenn Sie nicht irgendeine Angst davor hätten.

Seien Sie sich der Dynamik der Wunder bewußt, wie sie aus dem Beweismaterial der Kinder in »Kurs in Wundern« hervorgeht.

1. Erkennen Sie klar, daß eine Heilung stattfinden muß. (Abnehmen ist eine Heilung, wenn das Ihr gewünschtes Ergebnis ist.)
2. Bitten Sie dann den Heiligen Geist um Führung.
3. Hören Sie auf die Antwort, die Sie bekommen.
4. Glauben Sie voll Vertrauen an die Führung durch den Heiligen Geist.

Zehnter Schritt: Danken

Danken Sie Gott, daß das Problem schon gelöst ist. Seien Sie voller Sicherheit und Glauben. Liebe und Entspannung geben Ihnen Kraft. Sie haben die Stärke, dieses und andere Probleme zu bewältigen. Ihr höheres Selbst will nun diese Fähigkeit anerkennen und dafür danken. Wenn Sie dies tun, werden Sie immer schnelle Resultate haben! Immer!

Schreiben Sie Ihr Idealgewicht
auf ein Stück Papier
und befestigen Sie es
an Ihrem Spiegel.

Essen Sie nicht,
wenn Sie erregt sind!

Denken Sie
24 Stunden am Tag
dünn!

Zweiter Teil:
Der »Diätplan«

Vorbereitung

Hier sind noch einmal die einzelnen Schritte für die Diät:

1. Verzichten Sie auf negatives Denken.
2. Nähren Sie sich von Affirmationen.
3. Benutzen Sie Visualisationen.
4. Geben Sie den Ärger auf.
5. Schreiben Sie Ihre Gefühle auf.
6. Segnen Sie Ihre Nahrung.
7. Lieben Sie Ihren Körper.
8. Machen Sie sich selbst Freude.
9. Übergeben Sie alles Gott.
10. Danken Sie Gott.

Ich kann Ihnen keine genauen Daten oder einen Zeitplan dafür geben, wie lang Sie für diese zehn Stufen brauchen werden. Nur Ihr Körper weiß, wie lange Sie brauchten, um die geistige und körperliche Verfassung zu erlangen, in der Sie jetzt sind. Sie müssen Ihrem Körper wieder nahekommen und mit ihm Ihr Problem lösen.

Ich brauchte sechs bis acht Monate, um mit dem zweiten Teil dieses Buches klarzukommen. Das Ergebnis verdanke ich meinen Gebeten und den Erfahrungen, die ich an mir selbst und an meinen Klienten und Schülern machte. Dieser Teil des Buches hilft Ihnen bei besonderen Blockaden, die möglicherweise bei den ersten zehn Schritten der Diät auftreten.

Da ein großer Teil des Problems, das Sie mit Ihrem Körper haben, mit Ihrem Denken zusammenhängt, ist da der Ansatzpunkt dieser Diät. Um Ihrem Körper zu helfen, sich zu verändern, müssen Sie zuerst Ihr Denken verändern. Diese Veränderung ist am besten dadurch zu erreichen, daß Sie Affirmationen benutzen. Aus diesem Grund endet jedes Kapitel mit einigen

Affirmationen, die Ihnen dabei helfen sollen, besondere geistige Blockaden zu überwinden. Wenden Sie die Affirmationen so an, wie Sie sie brauchen und folgen Sie dabei dem Plan, der auf S. 23 ff empfohlen wurde. Benutzen Sie jedesmal, wenn Sie die Affirmationen schreiben oder aussprechen, Ihren Namen. Reden Sie sich folgendermaßen in der ersten, zweiten und dritten Person an:

»Ich, *Sondra,* kann durch positives Denken schlank werden.«
»Du, *Sondra,* kannst durch positives Denken schlank werden.«
»Sie, *Sondra,* kann durch positives Denken schlank werden.«

Benutzen Sie die Affirmationen in all diesen drei Formen, denn genau so ist Ihr Denken von Ihrem Bewußtsein und den Botschaften, die Sie von anderen empfangen haben, konditioniert worden. Denken Sie daran, beim Schreiben, Sprechen, Lesen und Hören der Affirmationen so viele Sinne wie möglich teilnehmen zu lassen.

Ich verdiene es, mein Idealgewicht zu haben

Ich, ________________, verdiene es, mein Idealgewicht zu haben.

Als ich andere Affirmationen probierte, wie z. B. »Ich nehme jetzt ab« oder »Ich kann eine Diät durchhalten« funktionierten sie nie, weil eine zu große Last auf den Worten *abnehmen* und *Diät* lag. Das Wort *Idealgewicht* hingegen erschien mir so angenehm, daß diese Affirmation wurderbar funktionierte.

Ich nahm *verdienen* in die Affirmation hinein, weil ich das Gefühl errreichen wollte, daß ich gut genug war zu bekommen, was ich wollte. Ich war gut genug, großartig auszusehen und Komplimente über meinen Körper zu bekommen. Ich war gut genug, das Vergnügen erleben zu dürfen, schöne Kleider zu tragen. Ich war gut genug, meine Neurosen über mein Gewicht hinter mir zu lassen.

Mit anderen Worten, ich mußte mich davon überzeugen, daß ich das Recht hatte, glücklich zu sein. Ich war ein Kind Gottes, und ich liebte mich. Jesus sagte: Liebe deinen Nächsten wie dich selbst. Um seinen Nächsten zu lieben, muß man die Liebe erst an der eigenen Person erfahren, indem man sich selbst liebt.

Mit derselben Stärke, mit der Sie glauben, daß Sie nicht verdienen, Ihr Idealgewicht zu haben, hassen Sie sich noch immer. Die Menschen hassen sich, weil sie sich getrennt von Gott sehen. Wenn Sie sich getrennt von Gott sehen, geraten Sie in eine Lage der Isolation und vollkommenen Hilflosigkeit. Zu guter Letzt sagen Sie sich Dinge wie »Ich kann nicht abnehmen« oder »Ich kann nicht abnehmen, ohne eine Diät einzuhalten«. Jeder Satz mit »Ich kann nicht« versetzt Sie sofort in totale Hilflosigkeit. Ein Satz wie »Mit der Hilfe Gottes kann ich leicht mein Idealgewicht erreichen« hingegen funktioniert offensichtlich.

Ich versuche immer, mich als Teil Gottes zu sehen, als eine Zelle in Gottes Körper. Daher habe ich all die Macht Gottes in mir und bin an der Quelle, die mir hilft, alles aufzuklären. In Wahrheit bin ich in Gott bereits vollkommen, klar und ganz. Jedesmal, wenn ich das nicht glaube, ist das ein von mir selbst erfundener Gedanke, eine Illusion. Als ich zuviel wog, war das deshalb etwas, das ich selbst geschaffen hatte, weil ich Angst hatte.

Affirmationen für mein Idealgewicht:

1. Ich, ________________, verdiene es, einen phantastischen Körper zu haben.
2. Ich, ________________, verdiene es, in allem, was ich anziehen will, großartig auszusehen.
3. Ich, ________________, verdiene es, Komplimente über mein gutes Aussehen zu bekommen.
4. Ich, ________________, verdiene es, glücklich zu sein.
5. Weil ich, ________________, ein Kind Gottes bin, liebe ich mich selbst.
6. Ich, ________________, bin jetzt vollkommen und ganz, weil ich ein Teil Gottes bin.
7. Als ein Teil Gottes bin ich, ________________, auch ein Teil des göttlichen Kraftquells.
8. Ich, ________________, habe die Kraft, bei allem, was ich unternehme, Erfolg zu haben.
9. Mit der Hilfe Gottes kann ich, ________________, leicht mein Idealgewicht bekommen.
10. Ich, ________________, verdiene es, mein Idealgewicht zu haben.

Gestauter Haß wird zu Übergewicht

Liebe ist fließend, bewegt, leicht. Haß ist schwer, behäbig und dunkel. Aller Wahrscheinlichkeit nach ist Ihr überflüssiges Gewicht, das nichts anderes als gestaute Energie darstellt, ein ganz bestimmter Haß, den Sie mit sich herumtragen. Alle Zustände, die nicht ihrer Idealform entsprechen, sind im Nichtvergebenkönnen begründet, wie Sie auch in »Kurs in Wundern« erfahren.

Wenn Ihr Übergewicht etwas ist, das Sie verändern wollen, dann ist es kein Idealzustand. Deshalb müssen Sie sich fragen: »Wen mache ich für das Festhalten an diesem Übergewicht verantwortlich?« Lassen Sie die Wahrheit heraus. »Wen hasse ich?« Genau der Person müssen Sie vergeben.

Übergewicht ist auch ein Spiegel des Selbsthasses. Was hassen Sie an sich? Sie können eine Liste der Situationen aufstellen, in denen Sie sich schämten oder sogar böse auf sich waren. Dann müssen Sie beginnen, diese Dinge zu vergessen und sich zu vergeben. Verwandeln Sie Ihre Kritik in Lob und Affirmationen. Wenn Sie sich an diesen Haß sich selbst oder jemand anderem gegenüber gewöhnt haben, genügt es vielleicht nicht, nur »Ich vergebe ihm/ihr« oder »Ich vergebe mir« zu sagen. Sie müssen ständig Affirmationen benutzen und sie wiederholen, bis alles völlig vergeben ist.

Sie werden an den Ergebnissen merken, wann Sie vollkommen vergeben haben. Ergebnisse sind Ihre geistigen Lehrer. Wenn Sie Ihr Idealgewicht erreicht haben, haben Sie vergeben. Es ist gut, in einem Gebet zu sagen: »Ich bin jetzt bereit zu vergeben und bitte um Hilfe.« Das bedeutet, daß Sie bereit sind, allen Groll und alle Vorwürfe sich selbst und anderen gegenüber aufzugeben.

Ich habe herausgefunden, daß die meisten Menschen den Haß und Ärger ihrer Vergangenheit, all jene Dinge, die man ihnen angeblich »angetan« hat, zwar vergeben wollen, aber nicht können. Entweder wissen sie nicht, wie man vergibt, oder sie haben Angst davor. Diese Gefühle sind so sehr zu einem Teil ihres Lebens geworden, daß sie eine Art Gewohnheit sind.

Diese Menschen haben auch die Angewohnheit, andere für vieles verantwortlich zu machen. Solange Sie jedoch andere für irgend etwas verantwortlich machen, was Ihnen zustößt, sind Sie nicht in der Lage, die Sache wirklich zu klären und die Lektion zu lernen, die Ihnen das Universum beibringen will. Dasselbe wird dann noch einmal und sogar intensiver geschehen. Vielleicht werden Sie noch dicker, bis Sie es so »satt« haben, daß Sie schließlich gezwungen sind, der Wahrheit ins Auge zu blicken.

Wenn Sie um Ergebnisse und Hilfe beim Vergeben bitten, jedoch das Gefühl haben, nichts zu erreichen, machen Sie nicht Gott verantwortlich! Sie sind noch nicht wirklich bereit, das ist alles. Sie haben wahrscheinlich zuviel Angst. Der Heilige Geist wird Ihre Angst niemals unterstützen. Eigentlich sollten Sie darum beten, von der Angst befreit zu werden, Ihr Übergewicht aufzugeben, anstatt direkt darum zu beten abzunehmen. Ihr Wunsch abzunehmen ist vielleicht von verschiedenen Ängsten blockiert.

Sie haben vielleicht Angst, Ihr Übergewicht abzugeben, weil Sie es als Schutz benutzen. Hätten Sie es nicht, würden Sie sich vielleicht »zu gut« fühlen, und »zu gut« wäre vielleicht irgendwie gefährlich. Bei vielen hat sich der Gedanke eingenistet, daß es schlecht ist, sich zu gut zu fühlen. Solche Menschen haben tatsächlich Angst glücklich zu sein. Für sie scheint Kummer und Leid ein natürlicher Zustand.

Es ist auch möglich, daß Sie Angst haben abzunehmen, weil dann andere Menschen sexuell zu sehr an Ihnen interessiert sein könnten. Wenn die Menschen sich zu sehr in dieser Richtung für Sie interessieren, könnten Sie viele sexuelle Angebote bekommen, und das ist irgendwie »schlecht« oder »erschreckend«. Es ist möglich, daß Sie Angst haben, abzunehmen, weil Sie sich ohne die Last jener Extra-Pfunde zu leicht und »high« fühlen würden. Sie glauben irgendwie nicht ganz daran, daß diese guten

Gefühle bleiben werden, denn Sie haben Angst, daß jemand oder etwas sie wieder »runter« bringen wird. Irgendwie, denken Sie, ist es sicherer, wenn Sie sich zuvor selber »runter«bringen. Sich über etwas Sorgen zu machen scheint sicherer. »Wenn mein Hochgefühl zu stark oder ich zu vollkommen werde, passiert mir vielleicht irgend etwas Schlimmes«, wird das Ego behaupten.

Die Moral von der Geschichte: Es ist *nicht gefährlich,* Haß aufzugeben, ebensowenig wie damit aufzuhören, andere verantwortlich zu machen und Angst vor seinen eigenen guten Gefühlen zu haben. Die Menschen wissen intuitiv, daß sie sehr viel mehr Energie hätten, wenn sie ihren Haß aufgeben und alles verzeihen würden. Sehr viel mehr. Sie hätten sehr viel mehr von Gott. Wenn jemand Angst vor der Energie hat, die Gott ist, dann wird er nicht versuchen, mehr davon zu bekommen, sondern seinen Haß beibehalten. Es ist wichtig, das zu erkennen.

Es ist auch wichtig einzusehen, daß mehr Energie nicht gefährlich ist, und Gott auch nicht, denn er tötet die Menschen nicht. Die Menschen töten sich selbst, und deshalb hat jeder Tod etwas von einem Selbstmord. Es sei noch einmal gesagt: Wenn Sie begreifen, was Gott ist, haben Sie keine Angst, mehr Energie zu bekommen. Da Gott Energie ist, die zu unseren Gedanken hinzukommt, werden all unsere Gedanken immer mächtiger, je länger wir leben. Unterdrückte Haßgedanken werden somit auch immer mehr Energie bekommen, und je mehr man an Gewicht zunimmt, desto größer wird das Leid.

Affirmationen für Haß und Vergebung:

1. Ich, ________________, bin bereit, die Angst davor aufzugeben, mich zu gut zu fühlen.
2. Ich, ________________, bin bereit, die Angst davor aufzugeben, daß sich andere Menschen vielleicht sexuell von mir angezogen fühlen.
3. Ich, ________________, bin bereit zu akzeptieren, daß es mein Normalzustand ist, mich leicht und glücklich zu fühlen.

4. Es ist jetzt gefahrlos für mich, ________________, mich immer in meiner Haut wohl zu fühlen.
5. Es ist jetzt gefahrlos für mich, ________________, jedem in meiner Vergangenheit und Gegenwart völlig zu vergeben.
6. Es ist gefahrlos für mich, ________________, alle Angst und allen Haß aufzugeben.
7. Ich, ________________, bin bereit, mir zu vergeben, daß ich zu dick bin.
8. Ich, ________________, bin bereit, anderen, besonders ________________, zu vergeben und aufzuhören, sie verantwortlich für mein Übergewicht zu machen.
9. Ich, ________________, bin bereit aufzuhören, wegen meinem Übergewicht auf mich böse zu sein und mich dafür verantwortlich zu machen.
10. Ich, ________________, bin bereit, jetzt alles zu vergeben. Gott, bitte hilf mir.

Es ist ungefährlich, glücklich zu sein

Eines Tages stellte ich fest, daß ich sehr unglücklich darüber war, mir immer Sorgen über Essen und Dicksein zu machen, zwei Dinge, die mich ständig zu plagen schienen. Da man so oft am Tag über Essen nachdenkt, hatte ich viele Gelegenheiten, unglücklich zu sein. Ich fragte mich, warum ich mich immer wieder entschloß, unglücklich zu sein, indem ich mir ständig Gedanken über Nahrung oder meinen Körper machte. Warum beschloß ich nicht einfach, mir keine Gedanken mehr zu machen und glücklich zu sein? Dann erkannte ich, daß ich Angst hatte, vollkommen glücklich zu sein, weil mir schien, daß jedesmal, wenn ich am glücklichsten war, etwas Schreckliches folgte. Irgendwie war es besser, immer etwas unglücklich zu sein, als sich allzu weit oben zu fühlen und dann herunterzufallen.

Nur das Ego konnte solchen Schwachsinn erfinden! Als ich merkte, daß ich mich durch das ständige Sorgen um Essen und meinen Körper selbst ins Unglück gelockt hatte, erkannte ich, daß hinter all dem Angst steckte. Angst jedoch ist eine Funktion des Ego, etwas, das ich erfunden hatte und mir selbst antat. Ich erkannte dann, daß es unnötig war, an der Angst festzuhalten, immer etwas unglücklich zu sein oder mir Sorgen zu machen, daß etwas Schreckliches passieren würde, wenn ich »zu glücklich« würde. Ich hatte nur einzusehen, daß ich genau in diesem Augenblick unsterblich und geborgen bin, wenn ich es mir nur sage. Es ist ungefährlich für mich, glücklich zu sein. In »Kurs in Wundern« heißt es: »Gottes Wille ist für mich vollkommenes Glück.«

Bevor Sie jedoch ihr angeborenes Recht auf Glück akzeptieren können, müssen Sie Ihre *Schuldgefühle* aufgeben. Schuldgefühle machen Sie schwer. Schuld ist wie Haß ein Deckmantel für Angst. Wie in »Kurs in Wundern« erklärt wird, fallen sowohl

Haß als auch Schuld unter die Rubrik Angst. Entweder sind Sie im Ego, das Angst hat, oder in Gott, der Liebe ist. Deshalb sind Sie immer, wenn Sie sich beim Essen schuldig fühlen, im Ego. Wenn Sie sich sagen: »Ich sollte das nicht essen«, haben Sie Schuldgefühle und Angst und wollen sich selbst bestrafen. Natürlich werden Sie zunehmen, und wahrscheinlich genau bei diesem Bissen!

Wenn Sie sagen: »Ich liebe mich, weil ich das esse«, dann wird die Energie fließen, und Sie werden die Nahrung in Liebe und Energie umformen, nicht in Fett. Wenn Sie jedoch Ihr Fett dazu benutzen, sich Sex oder was auch immer vom Leibe zu halten, werden Sie weiterhin sagen: »Ich sollte das nicht essen«, denn Ihre Belohnung ist zu groß.

Sie haben einen genauen Plan ausgeheckt, sich selbst zu boykottieren, indem Sie dick werden, unter großen Entbehrungen Diät halten, Angst haben, alles wieder zuzunehmen und sich jedesmal hassen, wenn Sie essen. Um diesen Kreislauf zu beenden, müssen Sie vollkommen dazu bereit sein, das *gesamte* Syndrom aufzugeben, wozu auch die Belohnungen gehören, die Sie jetzt dadurch bekommen. Ich schlage daher vor, daß Sie sich einem kleinen Test unterziehen, um die Wahrheit herauszufinden. Dazu brauchen Sie drei Blatt Papier, einen Bleistift oder Kugelschreiber und die Bereitschaft, vollkommen ehrlich mit sich selbst zu sein.

Schreiben Sie oben auf die erste Seite den folgenden Satz und fügen Sie dann Ihre eigenen Gründe hinzu:

Ich habe dieses überflüssige Gewicht aus folgenden Gründen:

1. Ich mag mich nicht.
2. ______________________________
3. ______________________________
4. ______________________________
5. ______________________________

Führen Sie auf der zweiten Seite die wahren Belohnungen an, die Sie für Ihr Gewichtsproblem erhalten.

Die Belohnungen, die ich durch dieses überflüssige Gewicht bekomme, sind:

1. Ich beweise, daß ich nicht gut genug bin.
2. ______________________________
3. ______________________________
4. ______________________________
5. ______________________________

Schreiben Sie dann auf der dritten Seite auf, warum Sie Angst haben sich zu ändern.

Meine Ängste, dieses Problem aufzugeben:

1. Ich wäre zu gut ohne es.
2. ______________________________
3. ______________________________
4. ______________________________
5. ______________________________

Wenn Sie die *vollkommene* Wahrheit gesagt haben, werden Sie wahrscheinlich eine ganze Menge negativer Gedanken auf Ihren drei Listen haben. Kehren Sie sie in Affirmationen für sich um. Bei der ersten Liste z. B.:

Die größte Belohnung für mein Dickbleiben ist, daß ich mir so beweisen kann, daß ich häßlich bin und niemand mich mag.

Verwandeln Sie diesen Gedanken in folgende Affirmation:

Ich, ________________, bin jetzt bereit, meine Schönheit hervortreten zu lassen und von allen gemocht zu werden.

Am besten ist vielleicht diese Affirmation:

> Weil ich, ________________, eins mit Gott bin, ist es ungefährlich für mich, mein Idealgewicht zu haben.

Denken Sie immer daran, daß Gott Liebe ist, und Liebe ist die einzige Sicherheit, die es gibt.

Affirmationen für Sicherheit und Glück:

1. Ich, ________________, kann alles essen, was ich will, ohne mich schuldig oder unglücklich zu fühlen.
2. Ich, ________________, fühle mich sicher und glücklich, wenn ich esse.
3. Ich, ________________, liebe mich, weil ich alles esse, was mich glücklich macht.
4. Ich, ________________, fühle mich sicher und habe keine Angst vor irgendwelchen Nahrungsmitteln, die ich zu mir nehme.
5. Ich, ________________, fühle mich sicher und habe keine Angst, mein Gewichtsproblem aufzugeben.
6. Ich, ________________, bin bereit, mich zu mögen und jetzt glücklich zu sein.
7. Es ist keine Gefahr für mich, ________________, wenn andere mir nahekommen und mich mögen.
8. Ich, ________________, bin jetzt bereit, meine natürliche Schönheit zu zeigen.
9. Ich, ________________, bin bereit, andere sehen zu lassen, wie attraktiv ich bin.
10. Weil ich, ________________, eins mit Gott bin, ist es sicher für mich, mein Idealgewicht zu haben.

Durch Verwöhnung schlank werden

Wenn Dünnsein Ihr Ziel ist, dann wird Sie vermehrte Freude und Lust schneller dorthin führen. Die meisten jedoch meiden das Vergnügen und bestrafen sich für ihr Übergewicht – was nur noch mehr Pfunde mit sich bringt. (Schwere Gedanken können auch Ihren Körper schwer machen.) Je mehr sich diese Menschen mit Gedanken herumschlagen wie: »Das solltest Du nicht haben!« »Wie dumm bist Du, das zu essen!« und »Siehst Du nicht schrecklich aus?!«, desto mehr hassen sie sich, desto nervöser werden sie und desto mehr essen sie. Wenn sie dann noch glauben, daß Essen dick macht, werden sie natürlich nur noch dicker.

Gehören Sie zu diesen Menschen? Sagen Sie sich: »Dieser Kreis des Leidens hört niemals auf«?

Versuchen Sie jetzt einmal ein ganz neues System!

Konzentrieren Sie sich auf Freude und Lust. Machen Sie alles, was Ihnen Vergnügen bereitet und Sie glücklich macht. Dann werden Sie sich lieben. Denken Sie daran, daß Liebe etwas Fließendes, sich stets Bewegendes ist. Wenn Sie glücklich sind, bewegen Ihre Moleküle sich, und Ihr überflüssiges Gewicht oder die festgefahrenen Moleküle werden plötzlich herumwirbeln. Lassen Sie sich massieren, treiben Sie mehr Sex, gehen Sie in die Sauna, kümmern Sie sich um sich – Sie wissen, was für Sie am besten ist!

Solange Sie Ihren Körper hassen, neigen Sie dazu, die Dinge, die Ihnen guttun, zu unterlassen, denn der Körper ist nicht das, was er Ihrer Meinung nach sein sollte. Wenn Sie diese Kette nicht durchbrechen und anfangen, Ihrem Körper Gutes zu tun, werden Sie in noch mehr Haß versinken und schließlich darin steckenbleiben. Keine Diät wird bei Ihnen funktionieren. Sie werden nur schnell wieder zunehmen, da Sie niemals vollkommen aufgehört haben sich zu hassen.

Darauf gibt es nur eine Antwort: mehr Liebe. Es ist daher weiser, die Dinge zu essen, die Sie lieben, als sich entbehrungsreichen Diäten zu unterziehen. Wenn Sie sich Dinge versagen, die Ihnen schmecken, hassen Sie sich, denn Sie verweigern sich das, was Sie wollen. Diese Verweigerung ist sehr subtil, aber Ihr Innerstes weiß genau, wann Sie sich frustrieren. Anschließend fühlen Sie sich betrogen und sind ärgerlich. Der Ärger, mit dem Ihr Übergewicht begann, ist stark, er wird zunehmen und Sie noch tiefer hineinreißen.

Affirmationen für Freude und Lust:

1. Ich, ________________, liebe mich und möchte Liebe und Freude geben.
2. Ich, ________________, verdiene all die Liebe und Freude, die ich mir selbst geben kann.
3. Weil ich, ________________, aus Freude esse, nehme ich vom Essen nicht zu.
4. Weil ich, ________________, mich liebe, fühle ich mich glücklich und leicht.
5. Ich, ________________, empfinde jeden Tag mehr Freude und werde immer dünner.
6. Weil ich dünner werde, verdiene ich, ________________, sogar noch mehr Lust.
7. Mein Körper weiß, welche Nahrungsmittel mir die meiste Lust bringen.
8. Mein Körper will nur die Nahrungsmittel zu sich nehmen, die für mich ungefährlich sind und mir Lust bereiten.
9. Ich, ________________, liebe meinen Körper so, wie er jetzt ist.
10. Weil ich, ________________, meinen Körper liebe, will ich ihm jeden Tag mehr Freude und Lust bereiten.

Allein essen

Es ist eine gute Idee, in der Zeit, in der Sie sich dies alles erarbeiten, eine Mahlzeit am Tag allein und in aller Stille einzunehmen. Mein Freund Jim Morningstar hatte diesen Einfall, und er erwies sich als sehr hilfreich.

Wenn Sie als Kind erlebten, daß Ihre Mahlzeiten zu Hause voller Spannung waren und unterdrückter Haß, Angst oder deutliche Mißbilligung in der Luft lagen, war das Essen mit anderen für Sie wahrscheinlich nicht allzu angenehm. Möglicherweise konnten Sie es kaum erwarten, vom Tisch aufzustehen, besonders dann, wenn Sie bei den Mahlzeiten immer sämtliche schlechten Neuigkeiten der Familie zu hören bekamen. So kamen Sie wahrscheinlich nie dazu, die ganze Lust und *Freude* des Essens zu erfahren. Oder vielleicht waren Sie so mit Reden beschäftigt und versuchten, sich vor den anderen Tischnachbarn mit besonderer Lautstärke Gehör zu verschaffen, daß Sie sich nie genügend Ruhe gönnten, um das, was in Ihrem Mund war, auch wirklich zu schmecken. Jetzt, als Erwachsener, haben Sie vielleicht nie das Gefühl bekommen, vom Essen wirklich satt zu werden oder sich erlaubt, es voll zu genießen. Sie stehen immer wieder frustriert vom Tisch auf.

Allein zu essen kann Ihnen dabei helfen, sich Zeit zu nehmen, von nichts und niemandem belästigt zu werden und den wahren Genuß des Essens zu erfahren. Wenn Sie dann einmal wirkliches Vergnügen beim Essen empfinden, müssen Sie nicht mehr so viel essen (für die, die immer noch glauben, daß Essen dick macht). Oder Sie werden es dermaßen genießen, daß Sie sehr viel essen (für die, die den Gedanken integriert haben, daß Essen nicht dick macht, sondern sich nach ihren inneren Anweisungen verhält).

Ich traf einmal einen Rolfing-Therapeuten namens Barry, der gewöhnlich alleine aß. Er deckte den Tisch mit feinem Chinaporzellan und aß bei Kerzenlicht, um so jede Mahlzeit zu einem

Ereignis zu machen. Ich war sehr beeindruckt von seiner Liebe zu sich selbst. Er kannte offensichtlich den Unterschied zwischen einsam und allein sein. Einsam fühlt man sich, wenn einem die Gemeinschaft anderer fehlt oder man sich von ihnen abgelehnt fühlt. Wenn man jedoch freiwillig alleine ist, hat man Gelegenheit, die eigene Gesellschaft zu genießen und den eigenen Wert schätzen zu lernen. Gewöhnen Sie sich an die Freude der Einsamkeit!

Manche Menschen, die ihre Mahlzeiten alleine zu sich nehmen, würden lieber im Stehen essen als alleine, ohne Gegenüber, an einem Tisch zu sitzen. Das sind die, die sagen: »Ach, das macht zuviel Mühe für mich ganz allein!« Darauf möchte ich antworten: »Wer aber verdient es mehr, und wer wird es mehr schätzen?« Alleine zu essen ist nichts, worüber man sich schämen muß oder was man verbergen sollte, wie eine geheime Schande. Sie sind ganz einfach dabei, sich an die Herrlichkeit und den Genuß zu gewöhnen, alleine zu essen. Viele Menschen wären neidisch darauf, wie Sie an Ihrer eigenen, ständigen Gesellschaft Freude haben und die Freiheit besitzen, selbst zu wählen, was und wann *sie* essen wollen!

Affirmationen für das Essen allein:

1. Ich, ________________, bin ein angenehmer, liebenswerter Mensch, ob ich alleine bin oder zusammen mit anderen.
2. Wenn ich allein bin, bin ich, ________________, zusammen mit meinem besten Freund, der mich am meisten liebt und am meisten für mich sorgt.
3. Ich, ________________, verdiene die köstlichen Mahlzeiten, die ich mir zubereite und serviere.
4. Wenn ich, ________________, alleine esse, bin ich ein geehrter und geschätzter Gast bei Tisch.
5. Ich, ________________, entscheide mich, alleine zu essen, um den Geschmack meines Essens voll und ganz zu schätzen.

6. Ich, ________________, genieße die Zeit, die ich zum Vorbereiten und Essen der Mahlzeiten brauche, die ich alleine zu mir nehme.
7. Ich, ________________, bin tief von der Nahrung befriedigt, die ich alleine zubereite und esse.
8. Ich, ________________, kann wählen, bei Tisch still zu sein oder zu meditieren, wenn ich alleine esse.
9. Meine Mahlzeiten, die ich allein zu mir nehme, geben mir so viel Freude, daß ich, ________________, jetzt viel weniger esse und abnehme.
   Meine Mahlzeiten, die ich allein zu mir nehme, geben mir so viel Freude, daß ich, ________________, jetzt mehr esse und abnehme.
10. Ich, ________________, freue mich auf den Genuß, allein zu speisen.

Exzesse

Wenn Sie einmal alles vergessen und dabei sind, über die Stränge zu schlagen, zu essen, wenn Sie nicht essen wollen, sich bewußtlos vollzustopfen und sich dann für all das zu hassen – hören Sie auf damit! Seien Sie stolz auf sich, daß Sie sich in den Griff bekommen, bevor Sie drei Tafeln Schokolade gegessen haben. Hören Sie auf damit und denken Sie statt dessen an Gott. Sagen Sie: »Dank Gott habe ich jetzt aufgehört, und ich vergebe mir!« Anstatt daran zu denken, wie schlecht Sie waren, vergeben Sie sich!

Versuchen Sie es mit Gedanken wie diesen:

Ich vergebe mir, ohne Hunger gegessen zu haben.
Ich vergebe mir, herumgenascht zu haben und mir dessen bewußt gewesen zu sein.
Ich vergebe mir, nervös zu sein.
Ich vergebe mir, mich immer wieder zu boykottieren.
Ich vergebe mir, in mein Ego zurückzufallen.
Ich vergebe mir zu denken, daß es falsch war, dies zu essen.
Ich vergebe mir, gedacht zu haben, ich dürfe diese Nahrung nicht essen.
Ich vergebe mir, mir mit dieser Nahrung keine Freude bereitet zu haben.
Ich vergebe mir, dieses Syndrom als Verteidigungsmechanismus einzusetzen.

Seien Sie dann bereit, sich ruhig hinzusetzen und sich mit dem zu konfrontieren, was Sie wirklich entdeckt haben. Haben Sie aufgrund irgendeiner Angst mit der ganzen Sache angefangen? Oder wollten Sie sich irgendeinen negativen Gedanken beweisen?

Denken Sie daran, daß der Geist alles, was er denkt, auch in die Tat umsetzen will. Was auch immer Sie denken und Ihr Geist zu bestätigen versucht, ist *richtig*. Somit ist alles, was Sie für wahr halten, genau das, was Sie sich selbst erschaffen haben. Nehmen wir an, Sie denken: »Diese Diät wird bei mir nie funktionieren«. Um diesen Gedanken zu bestätigen, werden Sie zurück zum Eisschrank gehen müssen und essen, um sich damit zu beweisen, daß Sie nie von dieser Angewohnheit wegkommen können. Sie werden sich nicht eher verändern, als bis Sie den negativen Gedanken in einen positiven umgewandelt haben. Sie können gleich damit anfangen:

Alles gelingt mir, wenn ich, ________________, es will.

Affirmationen nach einem Exzeß:

1. Ich, ________________, kann wählen, wann ich essen will oder nicht.
2. Wenn ich nervös oder aufgeregt bin, kann ich, ________________, das Problem auch in den Griff bekommen, ohne zu essen.
3. Mein Geist erschafft mir, ________________, hilfreiche, positive Gedanken.
4. Ich, ________________, habe Freude an mir, ob ich mich einmal gehenlasse oder Essen meide.
5. Ich, ________________, verdiene es, all das zu essen, was ich mag.
6. Ich, ________________, kann bei allem Essen, das ich mag, aufhören, auch wenn es nur zur Hälfte gegessen ist.
7. Ich, ________________, esse nur, wenn mein Körper Nahrung braucht.
8. Mein Körper will das, was für mich, ________________, am besten ist, und er betrügt mich nicht mit Nahrungsmitteln, die schädlich für mich sind.
9. Mein Körper hilft mir, ________________, mein Gewichtsproblem zu lösen.
10. Diese Diät funktioniert bei mir, weil ich, ________________, es will.

Eßspiele

Ich gestand meine Nervosität in bezug auf Essen schließlich meinen Freunden Jim und Joan Morningstar. Sie beschlossen, mir zu helfen, indem sie vor mir eine meiner Lieblingssünden ausbreiteten: Wurst. Joan schnitt sechs Scheiben für mich ab und ließ mich wissen, daß sie bereit war, mir beim Essen zuzuschauen und mir über meine Angst hinwegzuhelfen. Ich sagte, ich könne nicht essen, weil ich zu sehr Angst hätte. Ich könnte die Wurst nur essen, wenn wir ein richtiges Spiel daraus machten. Dieses Spiel wurde zu einem echten Vergnügen.

Zunächst überlegten wir uns, was man alles mit der Wurst machen konnte. Da ich soviel Angst vor der vermeintlichen Macht einer Wurst hatte, taten wir so, als ob sie ein eigenes Leben und einen eigenen Willen hätte. Wir erfanden ein paar Anweisungen, bei denen die Wurst einmal als Ding, einmal als etwas Lebendiges behandelt werden sollte. Als nächstes schrieben wir diese auf ein Papier und zerschnitten es in einzelne Zettel, auf denen jeweils eine Anweisung stand. Danach legten wir die Zettel mit der beschriebenen Seite nach unten aufeinander und zogen abwechselnd jeweils einen. Wir hatten dann die Anweisung auf dem Zettel zu befolgen. Dies sind die Anweisungen: Iß zwei. – Wirf eine weg. – Liebe eine. – Sprich 5 Minuten lang zu einer. – Iß eine. – Schiebe eine mit der Nase den Boden entlang. – Gib jemand anderem eine zu essen. – Laß Deiner Phantasie mit einer freien Lauf.

Es ist unnötig zu sagen, daß nach diesem Spiel meine Angst vor Wurst verschwunden war. Wie kann man Angst vor etwas haben, worüber man lacht? Ich lachte so viel, daß ich auf der Stelle gleich zwei Pfund verlor. Und ich wurde mir über Wurst im klaren. Am nächsten Tag aß ich große Mengen an Wurst und hatte keine Angst! Das zur Wurst und den Wurstspielen.

Sie können Ihr eigenes Spiel mit jedem Nahrungsmittel erfinden, vor dem Sie Angst haben. Vielleicht sagt Ihnen Ihr Kopf, daß die »schlimmsten« Nahrungsmittel die mit den meisten Kalorien sind; deshalb haben Sie Angst vor ihnen. Falls Sie diese Nahrungsmittel zu etwas Monstruösem und Furchteinflößendem gemacht haben, gehen Sie nun daran, ihre Macht durch Lachen zu zerstören!

Ein andermal erfand ich ein Spiel, das ich »Veränderung der Bedeutung von Kalorien« nannte. Ich war immer von Kalorien bestimmt gewesen. Ich haßte sie, und ich fürchtete sie. Ich glaubte, daß Kalorien köstliche, unsichtbare Fettmassen waren, die sich in den Nahrungsmitteln verborgen hielten, die ich am meisten mochte. Wenn ich diese Nahrungsmittel aß, nahm ich die Last jener Kalorien auf mich, und sie wurden an meinem Körper in Form von Fleischwülsten sichtbar. Da dies ein Ergebnis war, das durch meine Einbildung entstand, entschloß ich mich, es durch meinen Geist auch wieder verschwinden zu lassen.

Ich beschloß, Kalorien als Energieeinheiten zu betrachten, die mein eigener Körper produziert, um Nahrung zu verbrennen und anderes mehr. Das bedeutet, daß Kalorien nichts sind, was irgendwo auf mich wartet, um mir eins auszuwischen. Sie sind etwas, das mein Körper mit seiner eigenen Weisheit zu produzieren beschließt und nützt, wie es ihm am besten scheint. So beschloß ich, Kalorien als Energie zu betrachten, die mein Körper hervorbringt, um mich warm zu halten, neue Haut und Haare zu bilden, all die Organe zu versorgen, die meinen Körper funktionsfähig halten, mich unbeschwert arbeiten, spielen und lieben zu lassen, wie es mir gefällt.

An jenem Nachmittag hatte ich einige Post durchzuschauen, ein paar Briefe zu schreiben und etwas Wäsche zu waschen – alles Dinge, zu denen ich mich nicht sehr motiviert fühlte. Als ich mich zu Tisch setzte, beschloß ich, das Essen einmal anders zu betrachten, in den Nahrungsmitteln Energieeinheiten zu sehen, die mir Kraft geben würden. Nahrung besteht für mich jetzt nicht mehr aus Kalorien, vor denen man Angst haben muß, sondern ist Brennstoff und Energie.

Affirmationen für Nahrung und Kalorien:

1. Ich, ________________, kann mir meine eigenen Vorstellungen schaffen, was die Gefährlichkeit oder Ungefährlichkeit von Nahrungsmitteln für mich angeht.
2. Ich, ________________, kann über jedes Nahrungsmittel lachen, ohne Angst, dick zu werden.
3. Kein Nahrungsmittel ist für mich, ________________, gefährlich, wenn ich darüber lachen kann.
4. Nahrungsmittel wollen meine Freunde sein, wenn ich, ________________, entspanne und es zulasse.
5. Ich, ________________, habe die Möglichkeit, Essen anzuschauen und zu lachen, ohne es zu essen.
6. Ich, ________________, bin ein Freund von Kalorien, denn sie machen mich nicht dick.
7. Ich, ________________, habe niemals eine Kalorie geschmeckt, gespürt oder gehört.
8. Kalorien können mir, ________________, nichts antun, wenn ich es nicht will.
9. Mein Körper verarbeitet weise die Kalorien für alles, was ich, ________________, zum Leben brauche.
10. Kalorien geben meinem Körper nur Kraft und Energie, nicht Fett.

Die Diät des Verzeihens

Vielleicht steht Ihr Denken immer noch unter dem Zwang, auf dieses oder jenes verzichten zu müssen. Wie wäre es nun, wenn Sie einmal eine ganz neue Diät versuchen würden, eine, die überhaupt nichts mit Verzicht auf Essen oder Kalorien zu tun hat?

Eines Tages lag ich mit einer Freundin, die ernsthafte Gewichtsprobleme hatte, am Strand. Ich wollte ihr helfen, denn sie war sehr verwirrt und erregt. Auch ich wollte zu der Zeit in bezug auf dieses Problem noch viel freier werden. Ich betete für uns beide und nahm dann ein Buch zur Hand, eine Zusammenfassung von »Kurs in Wundern«.

Ich hatte genug Rebirthing mit dieser Freundin gemacht, um zu wissen, daß ein Teil ihres Problems darin bestand, daß sie von alten Ressentiments nicht loskam. Ich las ihr eine Stelle aus dem Neuen Testament vor, wo Jesus sagt: »Vergib siebenmal siebzigmal«. Ich fragte mich, was diese Zahl genau bedeuten sollte. Lange dachte ich darüber nach und versuchte, eine Antwort zu finden.

Schließlich kam ich zu dem Schluß, daß siebzigmal sieben, was 490 ergibt, die Anzahl der Vergebungsaffirmationen sein mußte, die man brauchte, um dem Ärger, den man seit 20 oder 30 Jahren gespeichert hatte, wirklich zu Leibe zu rücken. Natürlich würde es zu einer Klärung des Geistes niemals ausreichen, eine Vergebungsaffirmation nur zwei- oder dreimal zu sagen. Selbst 70mal wäre nicht genug. Vielleicht wären es eben genau diese siebenmal siebzig Male.

Später erzählte mir mein Freund Jim, daß siebenmal siebzig *Erfüllung* bedeutet. Mir gefiel diese Idee, und mir gefiel das Wort. Erfüllung bedeutet nicht, mit etwas fertig zu sein, etwas abgeschlossen zu haben. Es bedeutet, daß etwas voll ist, kein Mangel herrscht, oder daß etwas vollkommen ausgerüstet und talentiert ist. Ich wußte nun, daß ich Erfüllung wollte. Ich wollte meinen Freunden und Klienten helfen, dies auch zu erreichen. Ich wollte, daß wir uns alle erfüllt, frei von Schuld und Angst fühlten.

Ich war bereit, alles zu tun, um mich erfüllt zu fühlen und keine trüben Gedanken mehr zu haben. Diesmal, so nahm ich mir vor, wollte ich Ernst machen. Also setzte ich mich hin und erfand eine neue Diät. Urteilen Sie selbst, hört sich das nicht viel besser an, als sich einfach Nahrung zu verweigern?

Ich dachte mir, daß die Tatsache, etwas siebenmal siebzig Mal auszuführen, einen so starken Willen zeigen würde, daß dahinter eine ernste Absicht stecken mußte. Man würde seinen Computer immer wieder so gut neu programmieren, daß Gott spüren mußte, daß man es wirklich und wahrhaftig so meint und wirklich und wahrhaftig dazu bereit ist. Dann würde man all die Energie bekommen, die man nur braucht, um ein *anhaltendes* Ergebnis zu erlangen.

Es ist klar, daß, wenn das Verzeihen vollkommen ist, ein Energiefluß zu strömen beginnt, der totale Liebe ist und es leicht macht, Ihre Moleküle genau zu dem Gewicht zu führen, das Sie wünschen. Die Moleküle antworten einfach direkt auf Ihren Geist. Solange Sie jedoch nicht von Haß und Wut loskommen, wird Ihr Körper wie ein verzogenes Kind reagieren und Ihren Anweisungen nicht gehorchen.

So setzte ich mich also regelmäßig jeden Tag, wenn mir danach war, nieder, um folgende Affirmation zu schreiben: »Ich, Sondra, vergebe meinem Vater vollkommen.« Ich schrieb dies siebzigmal jeden Tag, eine Woche lang. Da ich sehr schnell tippen kann, schrieb ich diese Affirmation auf der Schreibmaschine. Wenn ich sie nicht getippt hätte, wäre ich aber auch absolut bereit gewesen, sie von Hand zu schreiben, was ich auch manchmal tat. Ich war in meinem tiefsten Innern bereit, mich von der Sache zu befreien – ganz und gar.

Zu Beginn dieser Diät beschloß ich, mich auf ein Experiment einzulassen und alles zu essen, was ich wollte. Diese Idee beunruhigte mich etwas zu sehr, also beschloß ich, überhaupt nicht über Essen nachzudenken. Nur wenn ich wirklich hungrig war, aß ich. Ich versuchte, Nahrung und Diät voneinander zu trennen. Ich fastete jetzt mit Worten. Ich ernährte mich von Worten und spielte mit Essen. Dieser Trick funktionierte tatsächlich!

Nachdem ich einen Satz von 70 Affirmationen hinter mich gebracht hatte, wurde ich gewöhnlich so »high«, daß ich mich einfach nur hinlegte und ekstatisch zu atmen begann. Ein paar Mal bekam ich ein wenig Angst, denn soviel neue Energie von Gott und durch die Liebe durchströmte mich. Ich war soviel Energie nicht gewohnt, aber ich entspannte mich in ihr und sagte mir immer wieder: »Ich bin geborgen.« Manchmal meditierte ich über die Affirmation: »Es ist jetzt gefahrlos, meinem Vater vollkommen zu vergeben.«

Dann aß ich eines Abends gebackene Kartoffeln mit saurer Sahne *und* Fetucchini. Ich nahm nicht zu! Ich war jetzt frei zu essen, wann immer mein Körper nach Nahrung verlangte. Ich hatte meinem Vater vollkommen vergeben, und mein Geist und mein Körper fühlten sich erfüllt, ohne daß ich aß.

Wie man die Diät des Verzeihens anwendet

Erste Woche:
Schreiben Sie in dieser Woche siebzig Mal je eine Affirmation pro Tag. Sie können z. B. 35 am Morgen und 35 am Abend schreiben. Benutzen Sie eine, die zu Ihnen paßt. Ich wandte diese an:
Ich, ________________, vergebe meinem Vater vollkommen.

Zweite Woche:
Schreiben Sie in der folgenden Woche jeden Tag eine andere Affirmation siebzig Mal. Hier die, die ich benutzte:
Ich, ________________, vergebe meiner Mutter vollkommen.

Dritte Woche:
Die Woche darauf schreiben Sie in gleicher Weise siebzig Mal am Tag diese Affirmation über sich selbst:
Ich, ________________, vergebe mir vollkommen.

Vierte Woche:
Nun schreiben Sie siebzig Mal am Tag folgende Affirmationen, um jede Art von Trauma oder Ärger über Ihre Geburt loszuwerden:
Ich, ________________, vergebe meinem Geburtshelfer vollkommen.

Wenn Sie ständig auf diese Weise Energie freisetzen, wird das in Ihrem Geist, in Ihrem Körper und in Ihrem Leben Wunder bewirken. All meine Freunde und Schüler, die dies versucht haben, können es bestätigen.

Affirmationen für Verzeihen:

1. Ich, ________________, bin jetzt bereit, mir zu vergeben.
2. Ich, ________________, bin bereit, denen zu vergeben, denen ich die Schuld dafür gab, daß mir aus irgendeinem Grund Unrecht geschehen ist.
3. Es ist für mich, ________________, jetzt gefahrlos, mir zu vergeben.
4. Es ist für mich, ________________, gefahrlos, denen zu vergeben, denen ich einmal die Schuld für mir widerfahrenes Unrecht gab.
5. Ich, ________________, verdiene und will jetzt Erfüllung.
6. Ich, ________________, bin bereit, die Affirmationen so oft zu wiederholen, wie es nötig ist, um Erfüllung zu erlangen.
7. Weil ich mich von Worten ernähre, muß ich, ________________, nicht die ganze Zeit essen.

8. Ich, _______________, bin bereit, all meinen Ärger und heimlichen Groll aufzugeben.
9. Ich, _______________, bin bereit, zu entspannen und die Energie in mich einzulassen, die völlige Liebe ist.
10. Ich, _______________, kann ohne Gefahr Liebe annehmen und mir und anderen verzeihen.
11. Ich, _______________, ernähre mich jetzt geistig.
12. Ich, _______________, erlaube dem Heiligen Geist, all mein falsches Denken, das mich gefesselt hält, aufzugeben.

Affirmationen für das Abnehmen durch positives Denken

Ein Beitrag von Phil Laut

1. Ich vergebe mir, mich mit Essen abgefunden zu haben, als ich eigentlich Liebe wollte.
2. Ich bin sicher, daß es genug Nahrung und genug Liebe für mich gibt.

Die meisten waren sich des Beifalls der Eltern sicher, wenn sie als Kind den Teller leer gegessen haben. Alles zu essen, was man ihnen auftischte, brachte ihnen Lob und Wohlwollen von seiten der Erwachsenen. Essen kann daher eine emotionale Reaktion sein, die Sie seit Ihrer Kindheit mit sich herumtragen. Als Erwachsener können Gefühle der Einsamkeit oder des Abgelehntwerdens Sie häufig dazu treiben, sofort zum Eisschrank zu gehen, einen Süßigkeitsautomaten zu plündern oder den nächsten Schnellimbiß aufzusuchen. Durch Essen hoffen Sie, erneut das Gefühl von Wärme und Liebe zu spüren, das Sie bekamen, wenn Sie als Kind alles aufaßen.

3. Ich vergebe meiner Mutter, daß sie nicht bereit war, mich nach meiner Geburt zu stillen, und daß sie später versuchte, mich zu überfüttern.

Jeder von uns ist, was das Essen angeht, konditioniert worden. Diese Konditionierung begann sehr früh, für manche von uns im Alter von ein paar Minuten, und wurde über lange Jahre hinweg täglich mehrere Male wiederholt. In vielen Familien ist die Mahlzeit ein emotionsgeladenes Ereignis. Man versammelt sich, um die von einem Familienmitglied als Ausdruck der Liebe zubereitete Nahrung zu essen. Die Nahrung zurückzuweisen bedeutet, die Liebe desjenigen zurückzuweisen, der sie zubereitet hat. In vielen Familien ist die Anwesenheit zu den Mahlzeiten obligatorisch. Aufforderungen zum Essen werden gewöhnlich von Warnungen vor ernsten Folgen begleitet, falls man der Aufforderung nicht nachkommt. So sind Nahrung und Essen recht emotionsgeladene Angelegenheiten.

4. Mein Körper ist nicht gefährdet, ob ich esse oder nicht.
5. Mein Körper hat einen natürlichen Hang zu Gesundheit und Schönheit, ob ich esse oder nicht.

Diejenigen, die predigen, daß man dreimal am Tag essen müsse, haben nie etwas anderes probiert. Es gibt keine wissenschaftlichen Beweise dafür, daß drei Mahlzeiten am Tag irgend jemanden für immer gesund halten. Mir gefällt der Spruch, daß unser Essen zu 75 Prozent den Ärzten dient, weil es ihren Lebensunterhalt sichert, und nur zu den übrigen 25 Prozent ihren Patienten.

6. Da ich die/derjenige bin, die/der am meisten über meinen Körper weiß, fällt es mir leicht, ihn zu heilen oder zu verändern.

Nahrung hat nichts mit Gewicht zu tun. Wenn zuviel Essen der wahre Grund für Übergewicht wäre, so hätte jeder, der zuviel ißt, Übergewicht. Die Gedanken und die Einstellung, die Sie sich selbst, der Nahrung und Ihrem Körper gegenüber haben, verursachen das Übergewicht. Nur wenn Sie Ihre Gedanken verändern und Ihre Einstellung zu sich selbst, zur Nahrung und zu Ihrem Körper, werden Sie sich von der Tyrannei unablässiger Quälereien und endloser Diäten befreien.

7. Ich mag meinen Körper, und je mehr ich ihn mag, desto liebenswerter wird er.
8. Da ich meinen Körper geschaffen habe, fällt es mir leicht, ihn zu lieben.

Der erste wichtige Schritt zur Beherrschung Ihres Körpers ist, ihn zu lieben, ihn genau so zu lieben, wie er jetzt gerade ist. Wenn Sie abwertende Gedanken über Ihren Körper haben, lassen Sie ihn wissen, daß Sie ihn für nicht in Ordnung halten. Ihr Körper wird diese Gedanken oder Anweisungen so auswerten, daß er Ihnen die Zusammenarbeit verweigert. Wenn Sie Ihren Körper nicht so lieben können, wie er ist, dann ist diese Unfähigkeit der

Hinweis dafür, wie groß die Macht Ihres Geistes über Ihren Körper ist. Wenn Sie fähig sind, Ihren Körper genau so zu lieben, wie er jetzt gerade ist, so stellt das den ersten Schritt dar, mit ihm klarzukommen.

9. Alles, was ich esse, verwandelt sich in Gesundheit und Schönheit.

Die weitverbreitete Annahme, daß zuviel Essen Übergewicht verursacht, kann in manchen Fällen zu einer sich selbst erfüllenden Voraussage werden. Wenn Sie daran glauben, dann schlage ich vor, daß Sie mit irgendeiner guten Diät beginnen und Sie mit den Techniken dieses Buches kombinieren. Diese Kombination wird es Ihnen ermöglichen, Ihren Geist von dem Gedanken wegzubringen, daß Nahrung und Gewicht irgend etwas miteinander zu tun haben und Ihnen die Gelegenheit bieten, die Wahrheit zu erfahren. Selbst wenn Sie glauben, daß Nahrung und Gewicht etwas miteinander zu tun haben, ist die Beziehung zwischen den beiden nie klar formuliert worden.

Nehmen wir z. B. an, daß Sie durchschnittlich zwei Pfund Essen und Getränke pro Tág zu sich nehmen. Im Laufe eines Jahres macht das 730 Pfund, innerhalb von 20 Jahren leicht über sieben Tonnen. Die Mediziner waren sich nie einig, ob der Konsum auf fünf Tonnen oder drei Tonnen reduziert werden müßte, um die zehn Pfund zu verlieren, die Sie gerne ablegen würden.

Eine andere wissenschaftliche Anomalie besteht darin, daß die fetterzeugenden Faktoren der Nahrung in Kalorien gemessen werden, also eigentlich in Verbrennungseinheiten. Auf welche Weise Kalorien Fett produzieren, ist mir nie klar geworden. Es schien mir immer, daß jemand, der mehr Kalorien zu sich nimmt als er verbraucht, dadurch eher wärmer als dicker werden müßte!

10. Ich habe das Recht, *nein* zu sagen, ohne die Liebe der anderen zu verlieren.

Angst vor Sex ist ein häufiger Grund für Übergewicht. Nehmen wir an, Sie sind eine Frau, die sich um 10 kg zu dick fühlt und der man drei sexuelle Angebote im Monat macht. Sie sind vielleicht beunruhigt, daß Sie, wenn Sie das gewünschte Gewicht verlieren, zehn- oder zwanzigmal so viele sexuelle Anträge bekommen. Dies ist eine erschreckende Aussicht, wenn Sie sich Ihres Rechts, *nein* zu sagen, nicht sicher sind.

11. Ich vergleiche mich nicht mehr mit anderen, um zu wissen, ob ich gut genug bin.

Einige Frauen sind nie glücklich mit ihrem Körper, weil sie sich ständig mit den Fotomodellen aus Modemagazinen vergleichen. Meine Version der Geschichte der Modefotografie läßt Sie das Ganze vielleicht etwas anders sehen.

Als die Modefotografie im letzten Jahrhundert begann, waren bei Frauen pralle Körper und Hüften gefragt. Wenn diese Frauen als Modelle benutzt wurden, war jeder viel mehr damit beschäftigt, auf die Mannequins zu achten als auf die Kleider. Wenn die Betrachter auch ihr Vergnügen dabei hatten, Kleider wurden kaum verkauft. Modezeichner kamen auf die Idee, Mannequins zu benutzen, die so wenig Kurven hatten, daß sie die Leute zwingen würden, auf die Kleider, anstatt auf die Körper darin zu achten. Diese kleine Geschichte bringt Sie vielleicht etwas davon ab, sich mit Mannequins vergleichen zu wollen.

12. Mein Körper ist ein individueller Ausdruck meiner selbst. Ich bin nicht länger gezwungen, durch ihn irgendwelche Familienanlagen auszudrücken.

Für manche Menschen ist es einfach Teil der Familientradition, etwas zu dick zu sein. Wenn Ihnen Ihre Familie immer gesagt hat, daß Sie genauso wie Ihre Mutter aussehen, und wenn Ihre Mutter ein wenig zu dick war, schrieb Ihre Familie Ihnen vor, genauso auszusehen. Sie können für ewig auf Diät gehen, es wird Ihnen nicht das geringste nützen, ehe Sie nicht aufhören zu glauben, daß Sie wie Ihre Mutter aussehen müssen.

Affirmationen für das Schlankwerden durch positives Denken:

1. Ich, ________________, vergebe mir, mich mit Essen abgefunden zu haben, als ich eigentlich Liebe wollte.
2. Ich, ________________, bin sicher, daß es genug Nahrung und genug Liebe für mich gibt.
3. Ich, ________________, vergebe meiner Mutter, daß sie nicht bereit war, mich nach meiner Geburt zu stillen, und daß sie später versuchte, mich zu überfüttern.
4. Mein Körper ist nicht gefährdet, ob ich, ________________, esse oder nicht.
5. Mein Körper hat einen natürlichen Hang zu Gesundheit und Schönheit, ob ich, ________________, esse oder nicht.
6. Weil ich, ________________, die/derjenige bin, die/der am meisten über meinen Körper weiß, fällt es mir leicht, ihn zu heilen oder zu verändern.
7. Ich, ________________, mag meinen Körper, und je mehr ich ihn mag, desto liebenswerter wird er.
8. Da ich, ________________, meinen Körper geschaffen habe, fällt es mir leicht, ihn zu lieben.
9. Alles, was ich, ________________, esse, verwandelt sich in Gesundheit und Schönheit.
10. Ich, ________________, habe das Recht, *nein* zu sagen, ohne die Liebe der anderen zu verlieren.
11. Ich, ________________, vergleiche mich nicht mehr mit anderen, um zu wissen, ob ich gut genug bin.
12. Mein Körper ist ein individueller Ausdruck meiner selbst. Ich, ________________, bin nicht länger gezwungen, durch ihn irgendwelche Familienanlagen auszudrücken.

Geburtstrauma und Übergewicht

Nachdem ich mit vielen Menschen Rebirthing gemacht und viele bei Gewichtsproblemen beraten hatte, begann ich folgenden Zusammenhang zu sehen: Menschen, die eine ziemlich gewalttätige, traumatische Geburt hatten, haben in ihrem Leben in allen Situationen mehr Angst. Sie haben Angst, grob angefaßt, zusammengeschlagen oder kurzum getötet zu werden, denn das ist es, was sie bei ihrer Geburt erlebten. Man behandelte sie grob, schlug sie, um sie zum Atmen zu bringen und traumatisierte sie bis zu dem Punkt, wo sie fürchteten zu sterben. Die Erinnerung an diese Ereignisse, die ganz genau in ihrem Bewußtsein gespeichert sind, reicht aus, sie für den Rest ihres Lebens in Angst und Schrecken zu halten.

Menschen, deren Geburt dermaßen traumatisch verlief, verknüpfen Berührung und Liebe oft mit Verletztwerden. Wenn sie älter werden, setzen sie Fett an, um sich davor zu schützen, noch einmal verletzt und zusammengeschlagen zu werden. Irgendwie, meinen sie, wird dieses schützende Fleisch sie vor Gefahr bewahren. Diese zusätzlichen Fettschichten sollen sie auch davor schützen, geliebt zu werden – was ihnen ebenfalls als echte Gefahr erscheint.

Viele Menschen haben Gedanken, die in diese Richtung gehen. Sie setzen wahrscheinlich Liebe und Schmerz, Liebe und Tod oder Liebe und Verletztwerden gleich. Sie können diese Empfindungen vielleicht lange genug im Hintergrund halten, um einen Partner anzuziehen, dann aber werden sie seine Liebe wahrscheinlich zurückweisen oder sogar versuchen, ihn loszuwerden, um sich in Sicherheit zu fühlen. Diese Angst kann zu Beginn der Beziehung vielleicht unterdrückt werden, die Geburtsängste tauchen jedoch im Laufe der Zeit, wenn die Liebe intensiver wird und viele andere Dinge mit hochbringt, von neuem auf. Wenn der Betreffende nicht mit Rebirthing oder einer anderen Methode konfrontiert wird, die das Geburtstrauma verarbeitet, können diese Geburtsängste so bestimmend werden, daß die einzige Lösung der Abbruch der Beziehung zu sein scheint, die sie auf irgendeine Weise ins Bewußtsein bringt. Liebe ist so – sie bringt vieles hoch, was anscheinend nichts mit ihr zu tun hat.

Dieses Verhaltensmuster wurde mir klar, als ich während des Rebirthing mit meinen Klienten viele verschiedene Methoden ausprobierte, um die Wahrheit über ihr Übergewicht herauszufinden. Durch geschicktes Fragen kam ich immer wieder an den Punkt, wo sie ihre innerste Wahrheit bekannten, nämlich ihre Angst, verletzt zu werden. Aufgrund dieser Angst brauchten sie ihr überflüssiges Fett als Schutz, sowohl als Polster als auch um Liebe abzuhalten, die sie bedrohen könnte.

Nach fünf Jahren Erfahrung mit dem Rebirthing bin ich sehr davon überzeugt, daß das Geburtstrauma tatsächlich ein Faktor bei Übergewicht ist. Ich habe oft gesehen, wie Menschen direkt vor meinen Augen fünf Pfund oder mehr allein während des Atmens verloren. Sie atmeten nicht nur »schwere« Gedanken aus, sondern auch die Angst, aufgrund derer sie sich erst einmal ein Schutzpolster angelegt hatten.

Wenn Menschen beginnen, sich mit ihrer Geburt zu beschäftigen, sind sie manchmal sehr überrascht, herauszufinden, daß die dazugehörigen Ereignisse so hart waren und daß der Geburtsvorgang selbst eine so tiefe, allumfassende Wirkung auf ihr Leben hatte. Oft können sie lange Zeit nicht verzeihen, wie man sie bei ihrer Geburt be-(oder miß-)handelt hat. Es kann sein, daß sie den Geburtshelfer oder ihre Mutter für den Schmerz verantwortlich machen, den man ihnen bei der Geburt zufügte. Vergebungsaffirmationen und Gebete helfen sehr, mit diesem alten Groll fertig zu werden.

Die wahre Heilung des Geburtstraumas jedoch ist erst dann vollzogen, wenn Sie die *völlige* Verantwortung für alles übernehmen, was Sie in Ihrem Leben schaffen, einschließlich der Art von Geburt, die Sie sich bereitet haben. Kommen Sie zum Beispiel mit dem Karma vergangener Leben auf die Welt, so bedeutet das, daß Sie sogar für die Wahl Ihrer Eltern, Ihre Empfängnis, die Zeit, die Sie im Uterus verbringen und die Art Ihrer Geburt verantwortlich sind. Wenn Sie bei vollem Bewußtsein auf die Welt kommen, wie man es heute bei Babys beobachtet, bedeutet das, daß Sie Ihren Geburtsvorschlag so vorbereiten, wie Sie ihn erwarten. Deshalb reagieren Ihre Eltern und die Geburtshelfer bei Ihrer Geburt auf Ihre Energie als Lebewesen und auf Ihre Gedanken. Es macht nichts aus, daß Sie nur ein Neugeborenes mit einem winzigen Körper sind. In Ihnen laufen sehr anspruchsvolle Denkprozesse ab, und Sie treffen sehr anspruchsvolle Entscheidungen. Diese geistigen Fähigkeiten bilden sich in der Gebärmutter und sogar noch davor. All unsere Erfahrungen mit dem Rebirthing haben gezeigt, daß dies stimmt.

Wichtig hierbei ist jedoch nicht, daß Sie sich auf Ihre vergangenen Leben konzentrieren, nicht einmal darauf, ob Sie überhaupt schon einmal gelebt haben oder nicht. Wichtig ist es zu erkennen, daß Sie die Schuld für Ihr Übergewicht nicht anderen zuschieben können, die mit Ihrer Geburt zu tun haben, denn auf irgendeine Weise haben Sie das alles selbst so vorbereitet. Verstehen Sie dies und sind Sie bereit, mehr darüber zu erfahren und es zu akzeptieren, wird es leichter, Ihr Gewichtsproblem zu klären. Es ist sehr schwierig, irgendeines Ihrer Probleme zu klären, wenn Sie daran festhalten, anderen die Schuld zu geben.

Die Erfahrung des Rebirthing stellt für mich die endgültige Antwort dar. Wenn das Geburtstrauma freigelegt wird, verschwindet der größte Teil dieser Angst, und mit dem Rest werden Sie ohne weiteres selbst fertig. Ich mache mit mir immer Rebirthing, wenn ich Sex oder eine Massage genieße. Während man etwas genießt ganz bewußt die Angst vor dem Tod zu erleben, ist eine äußerst spirituelle Übung. Das ist der Grund, warum der Liebesakt eine Verbindung mit Gott darstellt und ganz das Gegenteil von etwas Sündhaftem ist.

Affirmationen für das Geburtstrauma:

1. Ich, ________________, vergebe jedem, der bei meiner Geburt dabei war, für die Art, in der ich behandelt wurde.
2. Ich, ________________, bin bereit, Liebe zu akzeptieren, ohne an Leid, Schmerz oder Tod zu denken.
3. Mit der Hilfe Gottes weiß ich, ________________, daß ich aufgehoben bin in einer Welt, die mir nur Gutes will.
4. Es ist jetzt gefahrlos für mich, ________________, mein überflüssiges Gewicht aufzugeben.
5. Ich, ________________, bin jetzt bereit, mich sicher zu fühlen, wenn ich Liebe empfange.
6. Ich, ________________, bin bereit, Verantwortung dafür zu übernehmen, daß ich meine Eltern und meine Familie gewählt habe.
7. Ich, ________________, bin bereit, die Verantwortung für die Art meiner Geburt zu übernehmen.
8. Ich, ________________, bin bereit, die Verantwortung für mein Gewichtsproblem zu übernehmen.
9. Weil ich, ________________, mein Leben und mein Übergewicht geschaffen habe, kann ich beides auch ändern.
10. Ich, ________________, bin jetzt bereit zu lernen, wie ich mir das Leben schaffe, das ich wirklich will.

Atemübungen

Einmal war mein Geist dermaßen abhängig geworden, daß ich unbedingt glaubte, meinen Körper trainieren zu müssen, um abzunehmen. Bis ich mich entschied, auch ohne Körperübungen abnehmen zu können, beschloß ich, die einfachste Übung zu machen, an die ich mich erinnern konnte. Die einfachste Übung, von der ich weiß, ist, im Bett zu liegen und tief durchzuatmen!

Wenn Sie sich nach dem Essen voll oder unwohl fühlen, legen Sie sich einfach hin und atmen Sie kräftig durch. Wenn Sie Erfahrung mit Rebirthing haben, können Sie in schwierigen Situationen auch Rebirthing machen. Legen Sie sich erst einmal nur hin und atmen Sie sanft und tief durch. Atmen Sie Gott und Liebe ein und Angst und Unbehagen aus. Tiefes Atmen wird Ihnen helfen, die Nahrung schnell in Energie statt in Fett umzuwandeln. Wenn Ihr Magen in Aufruhr ist, werden Sie sich durch das Atmen besser fühlen, denn wahrscheinlich kommt das komische Gefühl eher von den Schuldgefühlen und negativen Gedanken, die Sie während des Essens hatten als von der Nahrung selbst. Wenn Sie während des Essens Ärger unterdrücken, so kann das ebenso dazu führen, daß Sie sich unangenehm im Magen oder zu voll fühlen. Das tiefe Atmen wird Ihnen bei dem Ärger, den Sie unterdrücken, helfen, denn bei jedem Ausatmen können Sie etwas davon loslassen.

Jedesmal, wenn Sie tief atmen, nehmen Sie mehr Leben in sich auf und somit auch mehr Dünnheit. Ich habe viele Menschen erlebt, die während einer Rebirthing-Sitzung fünf Pfund oder mehr verloren haben. Eine Frau brachte es während einer meiner Trainingsseminare in New York zu einem Rekord. Während der zweieinhalb Tage Training (für Verhalten in Liebesbeziehungen) stellte sie sich hin, schrie all ihre Gefühle heraus, atmete und weinte viel. Bei diesem einen Mal wurde sie 33 Pfund negative geistige Masse los!

Eine andere einfache Übung, um Gewicht zu verlieren, besteht darin, sich in sein Auto zu setzen oder in den Wald zu gehen und zu schreien. Wenn Sie Ihre Wut herausbrüllen, folgt darauf automatisch eine Phase tiefen, vollen Atmens. Es ist das Festhalten an Ihrer Wut, das Sie schwer macht.

Die Hauptübung, die ich während dieser Diät und zu allen anderen streßgeplagten Zeiten empfehle, ist tiefes Atmen. Es ändert sich enorm viel in Ihrem Leben, wenn Sie einsehen lernen, daß Sie sich nicht mit Essen vollstopfen müssen, wenn Sie nervös, ärgerlich oder traurig sind. Anstatt zu essen, können Sie sich hinlegen und tief atmen, um diese belastenden Emotionen loszuwerden. Ganz ehrlich und vom Grunde meines Herzens bin ich davon überzeugt, daß es kein einziges Problem gibt, das sich nicht durch Veränderung des Denkens, durch Vergebung, Liebe, Atmen, Rebirthing und Beten lösen läßt. Tiefes Atmen ist wie eine tiefe Reinigung, die Ihren Körper von negativen, bedrohenden Gefühlen reinigt und mit Gott und Liebe ernährt.

Affirmationen für Atemübungen:

1. Ich, ________________, bin bereit zu akzeptieren, daß ich keine Körperübungen machen muß, um abzunehmen.
2. Jedesmal, wenn ich einatme, nehme ich, ________________, Gott und Liebe in mich auf, die mich ernähren.
3. Jedesmal, wenn ich ausatme, lasse ich, ________________, Angst, Zweifel und Unbehagen aus mir heraus.
4. Ich, ________________, kann das Gefühl, daß mein Magen in Aufruhr ist, durch tiefes Atmen und Aufmerksamkeit kontrollieren.
5. Ich, ________________, kann mit dem mir bewußten und unterdrückten Ärger fertigwerden, indem ich ihn ausatme.
6. Mein Körper gehorcht den Anweisungen, die ich, ________________, ihm jetzt gebe.
7. Ich, ________________, verdiene es, frei von Ärger zu sein und von Liebe ernährt zu werden.

8. Wenn ich emotional aufgewühlt bin, kann ich, ______________________, meine Probleme ohne zu essen lösen.
9. Mein Körper entspannt und meine Emotionen beruhigen sich, wenn ich, ________________, tief durchatme und die entsprechenden Anweisungen gebe.
10. Mit der Hilfe Gottes kann ich, ________________, jedes Problem durch tiefes Atmen und Beten lösen.

Mißbilligung der Eltern und Einstellung zum Essen

Einer Ihrer frühesten Versuche, den Eltern zu gefallen, kann gut mit jenem vertrauten häuslichen Schlachtfeld, dem Eßtisch verbunden sein. Denken Sie an Ihre ersten und wahrscheinlich erfolglosen Bemühungen, alleine zu essen, sich bei Tisch geradezuhalten und insbesondere, das zu essen, was ein anderer auf Ihren Teller gehäuft hatte! Mahlzeiten waren auch immer die Anlässe, zu denen Sie vor allen erzählen mußten, was Sie an diesem Tag falsch gemacht hatten. So wird Essen mit Negativem und Mißbilligung verbunden. Immer, wenn Sie essen, werden zahlreiche Schaltkreise zum Thema Mißbilligung in Gang gesetzt. Sie können dieses Syndrom, das durch die Mißbilligung der Eltern entstanden ist, auch dadurch aufrechterhalten (was für viele eine Gewohnheit geworden ist), daß Sie Dinge essen, die Sie eigentlich nicht sollten, und zu Zeiten, zu denen Sie nicht sollten, und sich dann selbst dafür maßregeln, als ob Sie Ihre eigenen, verärgerten Eltern wären.

Affirmationen für das elterliche Mißbilligungssyndrom:

1. Meine Eltern lieben mich, egal, was ich, ________________, esse.
2. Meine Eltern lieben mich für das, was ich, ______________, esse und was ich nicht esse.
3. Ich, ________________, habe ein gutes Gefühl bei dem, was ich esse.
4. Ich, ________________, habe keine Angst mehr, wegen dem, was ich esse, getadelt zu werden.
5. Gemeinsam eine Mahlzeit zu teilen ist eine Quelle der Liebe, Kameradschaft und Harmonie.

Die Angst vor dem Tod überwinden

Wir haben beim Rebirthing gelernt, daß Übergewicht tatsächlich nichts anderes als durch Angst gestaute Energie ist. Die Angst kommt von dem Glauben, daß Ihnen etwas Schlimmes passieren könnte, daß es außerhalb von Ihnen etwas gibt, das mächtiger ist als Sie und wovor Sie sich in acht nehmen müssen. Diese Angst entspringt einem Mangel an Einsicht in die Wahrheit und einem Zweifel an Gott. Die schlimmste Angst ist, daß möglicherweise etwas Schreckliches passieren könnte und Sie sterben müßten. Der Tod ist der Gipfel aller Ängste.

Angenommen, jemand würde jeder Angst, die Sie haben, mit der Frage nachgehen: »Und was würde dann, danach passieren?« Die letzte Angst, die herauskommen würde, wäre: »Ich könnte sterben.« Das ist die Art und Weise, wie Übergewicht wirklich mit dem Glauben an den Tod verbunden ist. Sie können jetzt sehen, warum die einzige Diät, die auf Dauer funktionieren wird, eine Diät ist, die sich mit jener Angst auseinandersetzt und Sie so von der Beobachtung dessen, was Sie essen und den Sorgen darüber befreit.

Das Bewußtsein körperlicher Unsterblichkeit gibt einem die Gewißheit, seinen Körper kontrollieren zu können. Die Angst wird nach und nach bewältigt, sobald Sie herausfinden, daß Sie im Universum immer in Sicherheit sind, wenn Sie sich dazu entschließen, nicht zu sterben. In »Kurs in Wundern« heißt es: Tod ist ein Resultat des Denkens unseres sogenannten Egos; Tod ist das Resultat dieses übermächtigen Gedankens: »Der Tod ist unvermeidlich.« Gedanken erzeugen Realität; wenn Sie also an diesen Gedanken glauben, so verursacht er den Tod. Werden Sie sich dieser Tatsache immer stärker bewußt, so können Sie alles überflüssige Gewicht, das Sie mit sich herumtragen, einfach fallenlassen, da es im Grunde sowieso nur einen illusionären

Schutz darstellt. Sie werden jetzt verstehen, warum die folgende Methode ein erfolgreicher Weg ist, ohne Diät abzunehmen.

Setzen Sie sich einem Freund gegenüber, der Affirmationen versteht oder besser noch, der Rebirthing kennt. Sie können auch einfach jemanden nehmen, bei dem Sie sich sehr sicher fühlen. Schauen Sie dieser Person in die Augen und sagen Sie: »Ich bin genau in diesem Augenblick in Sicherheit und unsterblich.« Beobachten Sie dann die unglaublichen Gefühle und Empfindungen, die in Ihrem Körper auftauchen, während Sie dies sagen und tief durchatmen. Ich habe auf diese Art abgenommen!

Ferner ist es zum Abnehmen wichtig, daß Sie Ihren Körper vollkommen lieben. Lieben Sie Ihren Körper so sehr, wie Gott die Erde liebt – ewig. Es mag sein, daß Sie dies schwierig finden, wenn Sie das Gefühl haben, Ihr Körper ist nicht so, wie er sein sollte. Vielleicht protestieren Sie: »Wie kann ich meinen Körper lieben, wenn er nicht so ist, wie ich ihn mir vorstelle!« Sie sind vielleicht tatsächlich sehr ärgerlich über Ihren Körper und sich selbst aufgrund Ihres Aussehens. Sie denken möglicherweise, daß es Ihnen niemals gegönnt sein wird, Ihren Körper zu lieben.

Bei all dem haben sie jedoch eines vergessen: Ihr Körper tut, was Sie wollen. Er ist das, was Sie wollen. Aus irgendeinem tieferen Grund wollten Sie genau Ihre Größe und Ihre Gestalt haben. Lieben Sie daher Ihren Körper dafür, daß er Ihnen dient. Sie haben durch Ihr Übergewicht eine große Lektion zu lernen.

Ich kam durch diese Phase hindurch, indem ich merkte, daß ich während der Zeit meines Übergewichts Angst hatte, und meine Extra-Pfunde mich beschützten und polsterten, so daß ich mich sicher fühlte. Ich erkannte, daß es, solange ich mit meiner Angst nicht fertig wurde, weit besser für mich war, sie mit ein paar Extra-Pfunden zu bewältigen als mit den häufigen Autounfällen, die ich zu jener Zeit hatte.

Am Tag des Entedankfestes machte ich einmal in der Badewanne Rebirthing. Ich beschloß, meinen Körper Gott zu übergeben und Vertrauen zu haben, daß er schön dabei herauskomme. Ich konnte nie zuvor meinen Körper Gott übergeben, denn ich hatte Angst, Gott würde ihn wegnehmen, und ich würde sterben.

Ich glaubte, daß Gott die Ursache allen Sterbens war. (Wie Leonard Orr sagt: »Der Mensch hat Gott immer dafür gehaßt, daß er ihn in ein geschlossenes Universum gestellt hat, aus dem es kein Entkommen vor dem Tod gibt.«) Zu jener Zeit war mir endgültig klar, daß ich für mein Leben und meinen Tod selbst verantwortlich war und keine Gefahr darin bestand, meinen Körper an mich und Gott zu übergeben, wenn ich Vertrauen zu mir hatte. Das war der Wendepunkt, was die Herrschaft über meinen Körper anging.

Der letzte wichtige Punkt, was die Liebe zu Ihrem Körper anbelangt ist der, daß Sie lernen, ihm Freude zu bereiten. Verschaffen Sie ihm mehr Lust, als Sie es jemals getan haben. Geben Sie ihm viele Massagen, Sex und zärtliche, liebevolle Pflege. All diese Lust bringt möglicherweise erst einmal viel Angst zutage, denn aufgrund ihres Geburtstraumas glauben die meisten Menschen, daß auf Lust Schmerz folgt. Wenn Sie sich viel Lust gönnen, ist auf einer tieferen Ebene immer die Angst anwesend, daß etwas Schreckliches passieren wird. Diese Angst hält Sie davon ab, sich hinzugeben. Man kann diesem Gefängnis dadurch entrinnen, daß man ausatmet, während man sich der Lust hingibt. Hierbei soll man sich sagen, daß *Lust* zu mehr *Lust* führt und das *Sicherheitsgefühl* und die *Lebendigkeit erhöht*.

Der letzte Gedanke ist: Lassen Sie sich alles von Ihrem Übergewicht beibringen! Lernen Sie von ihm, was für Ängste Sie haben. Lassen Sie sich von ihm zeigen, wie sie Ihren Körper beherrschen und körperliche Unsterblichkeit erreichen können. Lernen Sie von ihm, wie man ein spiritueller Meister wird! Sie sind eins, wie Jesus gesagt hat. Ist es nicht Zeit für Sie, voll bewußt zu werden?

Affirmationen zur Überwindung der Angst vor dem Tod:

1. Ich, ________________, bin sicher im Universum aufgehoben, weil ich von Gottes unendlicher Liebe beschützt werde.
2. Ich, ________________, bin sicher im Universum aufgehoben, weil ich mich dafür entscheide, nicht zu sterben.
3. Der Tod kann mich, ________________, nicht bezwingen, weil ich jetzt unsterblich bin, wenn ich mich dafür entscheide.
4. Ich, ________________, kann mein überflüssiges Gewicht verlieren, wenn ich will, denn ich brauche es nicht, um mich vor dem Tod zu schützen.
5. Ich, ________________, liebe und bewundere meinen Körper so, wie er ist.
6. Mein Körper verdient alle Wohltaten, die ich, ________________, ihm beschaffen kann.
7. Mein Körper gefällt mir, ________________, und zieht andere an.
8. Ich, ________________, bin für mein eigenes Leben und meinen eigenen Tod verantwortlich.
9. Ich, ________________, vertraue auf mich und Gott, daß mein Körper geliebt und für ihn gesorgt wird.
10. Ich, ________________, übergebe meinen Körper und all meine anderen Probleme Gott.
11. Ich, ________________, bin genau in diesem Augenblick in Sicherheit und unsterblich.
12. Je geborgener und lebendiger ich, ________________, mich fühle, desto weniger Übergewicht werde ich haben.

Dritter Teil:
Spiritualität als Quelle

Der Wahrheit ins Auge blicken

Sind Sie wirklich bereit, dieses Problem aufzugeben?
Sind Sie bereit, dieses Problem jetzt aufzugeben?

Wenn Ihre Antwort *nein* ist, müssen Sie sich mit der Situation konfrontieren, in der Sie sich befinden. Dieses Buch wird Ihnen im Augenblick nichts bringen. Legen Sie es beiseite und lesen Sie es später, wenn Sie bereit sind, noch einmal.

Wenn Sie bereit sind, dann müssen Sie der Wahrheit über sich selbst ins Auge blicken. Das kann sehr unangenehm sein. Hin und wieder weinen Sie vielleicht oder werden wütend. Vielleicht hören Sie die Wahrheit nicht gerne. Wenige Menschen tun es. Ich verstehe das, weil ich selbst in der Situation war.

Die folgenden Seiten bringen einige Beispiele für die Gründe, warum andere es nicht geschafft haben. Es sind typische Gründe dafür, warum sie nicht abgenommen haben. Was andere über sich erfahren haben, kann Ihnen helfen, mehr über sich selbst zu erfahren. Wenn Sie sich nicht mit der Wahrheit über sich selbst konfrontieren wollen, brauchen Sie die nächsten Seiten gar nicht erst zu lesen. Sie können ebensogut weiterhin in Ihrem festgefahrenen Zustand verharren.

Ich schlage vor, Sie lesen die folgenden Seiten und konfrontieren sich noch einmal mit der Wahrheit. Dieser Vorgang bedeutet eine letzte Klärung. Sie bekommen dabei eine letzte und endgültige Chance, die Gründe für Ihr Problem, die heimlichen Belohnungen, die Sie daran festhalten lassen und die tieferen, dahintersteckenden Ängste zu erkennen.

Letzte Klärung

Hier nun einige Maßnahmen Erster Hilfe, die Sie bei Gewichtsproblemen oder auch Problemen anderer Art leisten können. Diese Hilfe vollzieht sich in drei Schritten. Bei jedem Schritt werden Sie zuerst sehen, was andere über ihre Probleme gesagt haben, und Sie können dabei sicher auch einiges auf Ihren Fall beziehen. Dann müssen Sie sich mit sich selbst konfrontieren und eine Liste der Gründe für Ihr Verhalten aufstellen.

Lesen Sie also zunächst einmal die Gründe, warum Leute an ihrem Problem – was auch immer es war – festgehalten haben. Halten Sie beim Lesen nach jedem einzelnen Grund an und fragen Sie sich, ob dies auch auf Sie zutreffen könnte.

Dies sind die Gründe, warum ich an diesem Problem festhalte:

Beispiele:

1. Ich liebe Gott nicht genug. Ich liebe meine Probleme mehr.
2. Ich glaube nicht, daß ich mein Gewicht durch meinen Geist verändern kann.
3. Ich bin der Ansicht, daß es unmöglich ist, ohne Diät abzunehmen.
4. Ich möchte nicht von meinem Problem loskommen, denn ich klage sehr gern.
5. Dieses Problem verschafft mir bei anderen viel Sympathie und Aufmerksamkeit.
6. Ich kann dieses Problem dazu benutzen, auf mich selbst böse zu sein.
7. Es ist Sünde für mich, meinen Körper zu lieben – deshalb muß ich ihn hassen.

8. Es wäre zu schön, um wahr zu sein, wenn ich allein durch einen Gedanken abnehmen könnte.
9. Dieser Vorgang stürzt all meine früheren Gedankengebäude um.
10. Wenn dies funktionieren würde, wäre das, was meine Mutter sagte, falsch, und ich kann sie nicht ins Unrecht setzen.
11. Wer bin ich, mir einzubilden, ich sei so mächtig?
12. Ich weiß nicht, wie ich mit diesem Gefühl der Hilflosigkeit umgehen soll.
13. Wenn ich zu schön bin, würde jemand Sex von mir wollen.
14. Wenn ich genau mein gewünschtes Gewicht hätte, hätte ich alles, und so viel wäre gefährlich.
15. Wenn ich genau mein gewünschtes Gewicht hätte, wäre ich vollkommen, und das kann nicht in Ordnung sein.
16. Ich hänge an diesem Problem, weil ich nicht besser werden will.
17. Ich möchte nicht besser werden, weil ich dann vollkommen wäre und die Leute eifersüchtig würden.
18. Ich möchte mein Idealgewicht deshalb nicht haben, weil ich dann alles hätte.
19. Ich möchte nicht alles haben, weil ich nicht wüßte, was ich ohne Probleme machen würde.
20. Ich möchte nicht vollkommen sein, denn so kann ich Gott hassen und beweisen, daß das Leben nicht funktioniert.

Konfrontieren Sie sich nun mit Ihren eigenen Gründen, warum Sie an Ihrem Problem festhalten. Beginnen Sie Ihre eigene Wahrheitsliste. Sie können alle oben erwähnten Gründe benutzen, wenn es auch Ihre sind. Fügen Sie aber auch Gründe hinzu, von denen Sie wissen, daß es nur Ihre sind.

Ich habe folgende Gründe, an meinem Problem festzuhalten:

1. ______________________________
2. ______________________________
3. ______________________________
4. ______________________________
5. ______________________________
6. ______________________________
7. ______________________________
8. ______________________________
9. ______________________________
10. ______________________________

Jedes Problem scheint auch einige Belohnungen bieten zu können. Welchen Nutzen ziehe ich daraus, es zu behalten? Hier sind einige Belohnungen, die sich nach Aussage anderer durch das Festhalten an einem Problem ergeben. Halten Sie beim Lesen nach jedem einzelnen Grund an, und fragen Sie sich, ob das auch auf Sie zutreffen könnte.

Dies sind die Belohnungen, die mir dieses Problem verschafft:

Beispiele:

1. Ich kann mich beklagen.
2. Ich bekomme Probleme, mit denen ich mich beschäftigen kann.
3. Ich kann denken, daß ich nicht gut genug bin.
4. Ich bekomme für jedes Versagen eine Ausrede.
5. Ich bekomme die Möglichkeit, mir Männer/Frauen vom Leibe zu halten.
6. Ich bekomme die Möglichkeit, einen Konflikt zu schaffen, um Freude zu vermeiden.
7. Ich kann mit meiner Meinung recht behalten.
8. Ich kann meiner Mutter zeigen, daß sie im Unrecht ist, indem sie sagte, ich müßte dünn sein.

9. Ich bekomme die Möglichkeit, Sex zu vermeiden, denn niemand würde diesen Körper wollen.
10. Ich kann meine Zeit mit Grübeln verbringen.
11. Ich kann zeigen, daß ich nicht vollkommen bin.
12. Ich bekomme die Möglichkeit, daß andere sich Sorgen um mich machen.
13. Ich kann an allem zweifeln.
14. Ich bekomme die Möglichkeit zu beweisen, daß niemand mich will.
15. Ich bekomme einen Grund aufzugeben und zu sterben.
16. Ich bekomme eine Entschuldigung dafür, Gott zu hassen.
17. Ich kann mich selbst belügen.
18. Ich bekomme die Möglichkeit, das zu vermeiden, was ich sein könnte.
19. Ich kann von den Menschen Hilfe und Aufmerksamkeit erhalten.
20. Ich kann böse auf mich selbst sein.

Ich erhalte folgende Belohnungen durch mein Problem:

1. ______________________________
2. ______________________________
3. ______________________________
4. ______________________________
5. ______________________________
6. ______________________________
7. ______________________________
8. ______________________________
9. ______________________________
10. ______________________________

Dies sind die Ängste, die ich habe, dieses Problem aufzugeben:

Beispiele:

1. Ich habe Angst, daß ich ohne es nichts hätte, worüber ich reden könnte.
2. Ich habe Angst, daß ich ohne es schön wäre, und das muß gefährlich sein.
3. Ich habe Angst vor der Kraft, die ich hätte, wenn ich es aufgäbe und mit Hilfe meines Geistes dünn würde.
4. Ich habe Angst, dieses Problem aufzugeben, weil ich dann alles hätte.
5. Ich habe Angst, alles zu haben, weil mich dann niemand mögen würde.
6. Ich habe Angst, dieses Problem aufzugeben, weil ich ohne es keine Sorgen mehr hätte.
7. Ich habe Angst, keine Sorgen mehr zu haben, weil ich wie Gott wäre.
8. Ich habe Angst, wie Gott zu sein, weil ich bestraft werden würde. Ich muß ein Sünder sein und nicht wie Gott.
9. Ich habe Angst, dieses Problem aufzugeben, weil ich ohne es sterben würde.
10. Ich habe Angst zu sterben, wenn ich keine Probleme hätte.
11. Ich habe Angst, dieses Problem nicht zu haben, weil ich ohne es vollkommen wäre und Vollkommenheit dem Tod gleicht.
12. Ich habe Angst zu sterben, wenn ich esse. Ich habe auch Angst zu sterben, wenn ich nicht esse.
13. Ich habe Angst, mich zu wunderbar zu fühlen, wenn ich kein Problem habe.
14. Ich habe Angst, daß die Leute mit mir keine Beziehung haben könnten, wenn ich dieses Problem nicht hätte. Die Leute lieben Kummer und würden mich sonst allein lassen.
15. Ich habe Angst, mein Problem aufzugeben, weil ich das Leid liebe, das es bringt.

Machen Sie nun eine Liste von den Ängsten, die Sie haben, Ihr Problem aufzugeben. Sie können mit denen aus der oberen Liste beginnen, die sich auch auf Sie beziehen.

Ich habe folgende Ängste, mein Problem aufzugeben:

1. ______________________________
2. ______________________________
3. ______________________________
4. ______________________________
5. ______________________________
6. ______________________________
7. ______________________________
8. ______________________________
9. ______________________________
10. ______________________________

Fasten

Hin und wieder ist es nützlich, Fastenerfahrungen zu machen, um eine größere Meisterschaft über Körper und Geist zu erlangen. Der Körper muß nicht regelmäßig dreimal oder öfter am Tag zu festgesetzten Zeiten etwas zu essen bekommen – außer Sie glauben fest daran. Wenn der Körper Nahrung für Freude und Energie benutzt, sollte es ihm freigestellt sein zu bestimmen, wann er seinen eigenen Bedürfnissen gemäß Nahrung braucht. Denken Sie daran, wie oft Sie in irgendeine angenehme Tätigkeit oder in ein faszinierendes Projekt verwickelt waren und das Essen ganz »vergessen« haben. Sie haben nicht vergessen zu essen. Sie brauchten nicht mehr zu essen. Ihr Körper war mit der ihm eigenen Weisheit so sehr an dieser Aktivität beteiligt, daß keine Form von Routine, wie zum Beispiel Essen, sie unterbrechen konnte. Hören Sie auf die Weisheit Ihres Körpers.

Als Kinder haben wir ganz einfach dann gegessen, wenn unser Körper Nahrung brauchte. Die Erwachsenen jedoch gewöhnten uns daran, dann zu essen, wenn es ihnen paßte, uns Essen zuzubereiten und aufzutischen. Als Erwachsene können wir wieder unsere eigenen Essenszeiten wählen oder gar nichts essen. Der letzte Grund zu essen sollte sein, daß Sie auf die Uhr schauen und Ihr Kopf dem Körper sagt, daß es Zeit zum Essen ist. Ich habe tatsächlich Menschen getroffen, die vom Atmen leben und wissen, daß Nahrung ein erfundenes Glaubenssystem ist. Sie lassen sich von diesem Glaubenssystem nicht einfangen und leben von den Elementen und vom Licht Gottes.

Fasten wird Ihnen viel über Ihre Eßneurosen beibringen. Aus unbewußter Gewohnheit oder weil unsere Umgebung uns dazu gebracht hat, neigen wir dazu, einige Nahrungsmittel häufig zu uns zu nehmen und andere völlig außer acht zu lassen. Wenn wir alleine sind, kann die Auswahl unserer Nahrungsmittel möglicherweise sehr beschränkt werden. Verzichtet man auf alle

Nahrungsmittel, sowohl auf die, die man mag, als auch auf die, die man nicht mag, kann man einmal reinen Tisch machen und danach die Nahrungmittel wieder freier von früheren Erfahrungen und Neurosen auswählen.

Das Fasten wird Ihnen einen neuen Sinn für Struktur, Farbe, Geruch, Geschmack und Klang der Nahrung geben. Für viele Menschen ist Essen etwas, das eben erledigt werden muß. Es besteht für sie nur darin, den Teller vollzuhäufen, Nahrung in den Mund zu stopfen und den Magen zu füllen. Währenddessen reden oder streiten sie, lesen oder schauen Fernsehen. All diese Aktivitäten beschäftigen ihr Bewußtsein mehr als das Essen, das sie zu sich nehmen. Wenn Sie jedoch fasten, können Sie in Ihren Erinnerungen ans Essen schwelgen. Wie würden Sie jemandem eine reife Orange beschreiben, der nie eine gegessen hat? Wie sieht sie aus? Wie fühlt sie sich an und riecht sie, wenn man sie schält? Wie hört es sich an und schmeckt es, wenn man sie ißt? All diese Wahrnehmungen werden frisch und neu wie für ein Kind, wenn man sie nach dem Fasten zum ersten Mal wieder erfährt.

Es gibt verschiedene Arten von Fasten, wobei einige mit einer vollkommenen Enthaltsamkeit von jeglicher Nahrung und Flüssigkeit beginnen und einige damit, daß man allmählich auf gewisse Nahrungsmittel verzichtet. Ich empfehle die Reinigungskur mit Säften. Ein gutes Buch zu dem Thema ist »Natürlich gesund« von Paavo Airola.

Mehr Nahrung für den Geist

Statt für das Ende Ihres Problems zu beten, beten Sie lieber, daß Sie Ihre Angst verlieren, es aufzugeben! Schließlich hängen Sie an Ihrem Gewichtsproblem, weil Sie Angst haben, es aufzugeben. Ohne diese Angst hätten Sie es schon seit langem aufgegeben und hinter sich gelassen. Sehen Sie also in Ihrem Problem nicht das Ziel an sich. Betrachten Sie es von verschiedenen Seiten, spüren Sie die Angst auf, die dahintersteckt und es in Ihrem Ego und in Ihrem Leben festhält.

Wenn man die Wahrheit von etwas erkennt, kann man mit Erfolg etwas dagegen unternehmen. Sind Sie voller Kummer und Angst, so können diese negativen Gefühle Sie davon abhalten, das Leben zu genießen und Sie sogar an der Ausführung von Plänen und Taten hindern, die in Ihrem eigenen Interesse wären. Konfrontieren Sie sich also mit diesem Unbekannten in sich selbst, mit Ihren schlimmsten Ängsten und Sorgen. Legen Sie sie dann beiseite und verzeihen Sie sich all den Kummer, den Sie sich selbst verursacht haben.

Wenn Sie Gott mehr lieben als Ihr Problem, werden Sie geheilt. Ihr Problem ist vielleicht eine Ausrede dafür, daß Sie sich auf sich selbst konzentrieren können und andere dazu bringen, dasselbe zu tun. Es ist eine endlose Wiederholung von ich, ich, ich. Wenn Sie soviel über sich selbst und Ihr Problem nachdenken, haben Sie wenig Zeit, über Gott zu meditieren oder an ihn zu denken. Sie merken es vielleicht nicht, aber Sie benutzen Ihr Problem dazu, Gott auszuschließen. Um geheilt zu werden, müssen Sie auf Ihren Selbsthaß, der eine Art verzerrte Selbstliebe ist, verzichten und sich der Liebe Gottes hingeben. Wie der heilige Franz von Assisi sagte: Um sich zu finden, muß man sich erst verlieren.

Immer, wenn Sie anfangen, über Dicksein und Ihr Problem

nachzudenken, halten Sie inne. Denken Sie statt dessen an Gott. Das heißt, geben Sie Ihre negativen Gedanken über sich selbst und Ihr Problem auf. Stellen Sie das Ego ab. Meditieren Sie, gebrauchen Sie Affirmationen und richten Sie Ihre Gedanken auf Gott, die Quelle aller Hilfe und Heilung.

Nahrung und Spiritualität

Ich habe erlebt, wie Menschen alles probierten, um abzunehmen. Ich habe gesehen, wie sie alles versucht haben, außer Beten. Durch Gebet ist es möglich, das Gewicht zu erlangen, das in vollkommener Harmonie mit der Vorstellung Gottes von Ihrem Körper ist. Die meisten Diätprogramme klammern diesen Glauben an Gott aus und machen damit einen schwerwiegenden Fehler. Sie schaffen nur vorübergehend eine Besserung. Die schreckliche Möglichkeit, daß man wieder zunimmt, ist immer vorhanden, denn die *Ursache* ist nicht geheilt worden.

Ich schlage vor, dieses Programm damit zu beginnen, daß Sie um göttliche Führung bitten. Verehrung für Gott ist geistige Nahrung. Sobald Sie einmal geistige Nahrung erhalten, werden Sie ständig befriedigt sein. Sie werden ganz von alleine weniger essen, und Sie können sogar zu dem Punkt gelangen, wo Sie essen wie die spirituellen Meister. Sie essen allein der Freude wegen, und immer dann, wenn sie sich danach fühlen.

Wenn Sie Ihren Körper spirituell lieben und respektieren, werden Sie von ganz allein Exzesse im Essen und Trinken vermeiden. Bis Sie Ihren Körper jedoch vollkommen beherrschen, so daß Sie alle Nahrung in Licht umwandeln können, rate ich Ihnen, maßvoll zu sein. Wenn Sie wirklich weise sind, werden Sie nur die Nahrungsmittel und Getränke zu sich nehmen, von denen Sie wissen, daß sie gut für Sie sind.

Das Verlangen des Körpers nach Nahrung hat seine Wurzeln in dem Bedürfnis der Seele nach spiritueller Substanz. Glauben Sie fest daran, daß Ihr Appetit und Ihre Nahrungsaufnahme einer göttlichen Ordnung entsprechen. Vielleicht beruht Ihr Übergewicht auf einem mangelnden Gleichgewicht zwischen Zufluß und Abgabe von Energie. Irgendwo blockiert der Dicke den Vorgang des Gebens und Nehmens, so daß diese zwei Ströme nicht richtig im Gleichgewicht sind.

Da Ihr Körper klug dafür ausgerüstet ist, für sein Fortbestehen die richtigen Nahrungsmittel auszuwählen, zu verdauen und zu assimilieren, hilft es, Gott darum zu bitten, Ihnen bei diesen Dingen Hinweise zu geben. Warten Sie auf Führung. Rechnen Sie damit, daß die vollkommene Form Ihres eigenen Körpers ganz zum Ausdruck kommt. Jede Drüse, jedes Organ und jede Zelle wird auf Ihre Gedanken, die von der Wahrheit gespeist sind, antworten. Gott wird Ihnen tatsächlich helfen, Ihre Nahrung auszuwählen und Sie zu den richtigen Menschen führen, die Ihnen helfen, von Ihrer Negativität loszukommen und geheilt zu werden.

Ihr Körper wird ebenso von Nahrung wie von der Substanz Ihrer Gedanken und dem Licht Gottes ernährt. Da Ihre Gedanken Ihre Wünsche bestimmen, wird Ihr Appetit Sie zu den Nahrungsmitteln führen, die Ihren Gedanken entsprechen. Wenn Nahrung für Sie jedoch mit Dicksein verbunden ist, wird alles, was Sie essen, zum größten Teil in Fett umgewandelt. Dünne Menschen oder solche mit Untergewicht denken: »Was immer ich auch esse, ich kann nicht zunehmen«. Ihre Körper folgen ihrem Gedankenmuster, und sie bleiben sehr dünn.

Viele Übergewichtige versuchen, ihre Körper durch verschiedene Diäten und Trainingsprogramme zu kontrollieren. Aber *Kontrolle* ist nicht die Antwort; sich Gott zu übergeben, ist die Antwort. Sie müssen bereit sein, Gott genug zu vertrauen, um Ihm die Kontrolle über Ihren Körper zu überlassen und dabei die Gewißheit haben, daß für Sie ein Plan zur Vollkommenheit existiert. Wenn Sie Ihren Körper umformen wollen, müssen sie sich von allen begrenzten Ideen aus Ihrer Vergangenheit befreien. Alles, was in Ihrem Körper nicht in Ordnung ist, entspringt irgendwelchen falschen, negativen Gedanken, die Sie haben.

Bitten Sie um eine Befreiung von all Ihren negativen Gedanken und destruktiven Gewohnheiten. Lassen Sie niemals Sorge, Haß, Angst oder Kummer zu, wenn Sie essen. Jedesmal, wenn ich dies tat, habe ich zugenommen, egal wie wenig Kalorien in der Nahrung waren, die ich aß. Wenn Sie fest an die Gegenwart

Gottes glauben, während Sie essen, und die Nahrung Seinem Dienste weihen, verändert sich alles. Segnen Sie jeden Bissen und konzentrieren Sie sich beim Essen auf das, was Sie tun, anstatt zu reden, zu klagen und sich Sorgen zu machen.

Vor dem Essen zu beten ist immer gut. Eine Nahrung, die vom Geist gesegnet ist, nimmt das Wesen des Geistes auf. Sie können einfach sagen: »Ich segne diese Nahrung zum Aufbau meines Körpers, und ich segne die Freude, die ich von ihr empfange im Namen von ________________« (Name eines geistigen Führers, auf den Sie sich beziehen wollen).

Die beste und dauerhafteste Diät, die ich kenne, ist eine spirituelle Diät. Glaube ist die wichtigste Ernährung von allen. Anstatt Kalorien zu zählen, was Sie in alten Denkgewohnheiten festhält, verbringen Sie die Zeit lieber damit, spirituelle Wahrheiten zu studieren. Ich schlage vor, daß Sie Ihre eigene spirituelle Diät von täglichen Gebeten zusammenstellen. Dies kann viel Spaß machen und ist sehr lohnend. Gehen Sie in die Fastenklinik Gottes, das ist viel leichter und billiger als die kommerziellen Alternativen!

Hier ist eine spirituelle Diät, ich schlage Ihnen vor, sie eine Woche lang zu versuchen. Sie können sich natürlich auch selbst eine zusammenstellen.

Wie man die spirituelle Diät anwendet

Erster Tag:
Ich, ________________, bitte um geistige Führung, mich beim Essen zu lenken.
Für die göttliche Hilfe und geistige Führung, die ich erhalten habe, danke ich.

Zweiter Tag:
Ich, ________________, übergebe meinen Körper einer höheren Macht und bitte für ihn um göttlichen Segen.

Für den geistigen Beistand und Schutz, der mir gewährt worden ist, danke ich.

Dritter Tag:
Ich, ________________, wähle jetzt nur die Speisen und Getränke aus, die für meinen Körper gut sind.
Für die geistige Führung, die mir bei der Wahl der richtigen Nahrungsmittel gegeben worden ist, danke ich.

Vierter Tag:
Ich, ________________, wünsche mir, frei von Sorgen, Spannung und Angst essen zu können.
Für diese Freude und Entspannung, die ich der Nahrung gegenüber und beim Essen empfinde, danke ich.

Fünfter Tag:
Ich, ________________, weiß, daß mein Appetit und meine Nahrungsaufnahme im Einklang mit der göttlichen Ordnung stehen.
Für das bessere Gleichgewicht, das ich jetzt zwischen Aufnahme und Abgabe meiner Energie erfahre, danke ich.

Sechster Tag:
Ich, ________________, kann jetzt weniger Nahrung zu mir nehmen, weil ich vom Licht Gottes ernährt werde.
Für die geistige Nahrung, die ich jetzt bekomme und die mich erhält, danke ich.

Siebter Tag:
Ich, ________________, erwarte jetzt, daß die Idealgestalt meines Körpers nach göttlichem Plan zu ihrem vollkommenen Ausdruck gelangt.
Ich danke für die Befreiung von meinen früheren negativen Gedanken und die Umwandlung meines Körpers.

Die Versöhnung

Durch den Kauf dieses Buches haben Sie bewiesen, daß Sie Mut haben. Daß Sie es bis hier gelesen haben, zeigt, daß Sie ernsthaft den Willen haben, ihr Problem loszuwerden. Sie sollten sich für Ihre Tapferkeit und Ihren Willen anerkennen. Hören Sie auf, sich mit Ihren Neurosen fertigzumachen und beginnen Sie, sich dafür zu loben, daß Sie sie aufgeben wollen.

Vielleicht ist Übergewicht nicht ihr Problem, und Sie haben dieses Buch aus einem anderen Grund gekauft. Sie haben vielleicht intuitiv gespürt, daß sich die hier dargelegte Methode auch auf andere Probleme anwenden läßt. Vielleicht wußten Sie irgendwie, daß in diesem Buch die Diät des Verzeihens zu finden ist, und daß sie bei Ihnen funktionieren würde. Dann gratuliere ich Ihnen zu dem Mut, den Sie hatten, dieses Buch zu kaufen, sich mit Ihrem Problem zu konfrontieren und etwas dafür tun zu wollen.

Ihnen allen möchte ich sagen, daß das Lesen dieses Buches eine Sache ist, es anzuwenden eine andere. Sie können es lesen und einfach vergessen, oder Sie können es lesen und tatsächlich benutzen. Sie, und nur Sie fällen die nächste, wichtige Entscheidung. Werden Sie die Diät des Verzeihens praktizieren?

Es kann sein, daß Sie »nein« sagen und Ihres Weges gehen.

Es kann sein, daß Sie sagen: »Ja, das scheint eine gute Idee zu sein«, es dann aber nie tun.

Vielleicht sagen Sie: »Die Idee scheint mir so gut, daß ich es tun werde«, und tun es dann doch nicht.

Oder Sie sagen: »Es klingt so, als ob es funktioniert. Ich werde es tun.« Und dann tun Sie es wirklich.

Zu welcher Kategorie gehören Sie? Es hängt davon ab, wie stark Ihr Wunsch ist, geheilt zu werden. Wenn Sie wirklich davon überzeugt sind, daß Sie aus Ihrer Lage befreit werden müssen, dann werden Sie wahrscheinlich alles versuchen, was bei anderen funktioniert hat. Sie werden so lange versuchen, bis Sie endlich das gefunden haben, was bei Ihnen funktioniert. Wenn Sie schließlich bereit sind, Ihr Problem völlig loszuwerden, finden Sie auch das, was Sie heilt. Wenn Sie vollkommen bereit sind, geheilt zu werden, wird die Heilung auf die eine oder andere Weise stattfinden. Aber vielleicht haben Sie Angst davor, vollkommen und auf wunderbare Weise geheilt zu werden. Weil Sie glauben, daß Ihre Abwehrmechanismen Sie beschützen, klammern Sie sich an sie. Aber Abwehrmechanismen wie Übergewicht oder Rauchen erzeugen in Wirklichkeit nur noch mehr Furcht. Sie meinen immer mehr, sich verteidigen zu müssen und verstricken sich so immer tiefer.

Das einzige, was in der schwierigen, festgefahrenen Situation, in der ich mich befand, immer half, war *Gott*. Als ich schließlich nach den verschiedensten Versuchen von meinem Eßproblem geheilt war, erkannte ich, daß das, was wirklich dahinterstand, meine vielen Gebete und das Denken an Gott gewesen war. Ich war bereit, alles zu tun, um völlig geheilt zu werden – sogar zu »wagen«, Gott vollkommen zu vertrauen. Weil mein Ego irgendwie dachte, daß dies eine Art Gefahr sei, brauchte ich länger als nötig, um mich heilen zu lassen. Frustriert nahm ich mir wieder einmal »Kurs in Wundern« vor, und es begann zu funktionieren. Ich hatte mich hingegeben – zumindest soweit, wie ich damals konnte. Kurz nach dem Erntedankfest 1980 fiel mir folgende Affirmation ein, oder ich sollte besser sagen, erlaubte ich ihr endlich, durch mich hindurchzukommen:
»Ich erlaube dem Heiligen Geist, all mein falsches Denken aufzulösen.«

Dies ist die Versöhnung. Die Versöhnung ist die Korrektur. Die Berichtigung Ihrer begrenzenden Gedanken und Ihres Egos. Diese Berichtigung müssen Sie wollen. Ihr Eßproblem, oder was für ein Problem auch immer Sie haben, ist das Ergebnis Ihrer negativen Gedanken. Es ist ein Ergebnis des Egos, das wie der Teufel ist. Wenn Sie *nein, nein, nein* zu Ihren eigenen Problemen sagen, zu Ihren eigenen negativen Gedanken, zu Ihren schlechten Gewohnheiten, Ihrer Festgefahrenheit und dem Fehlen jeglicher

Weiterentwicklung, dann sagen Sie *nein* zu ihrem Ego. Deshalb sagen Sie *ja* zu Gott. Sie sagen, daß Sie bereit sind, sich von Gott füllen zu lassen statt von Ihren Problemen. Dann werden Sie geheilt.

Das Ego wird Ihnen die Mittel dazu nicht geben, sich selbst zu heilen, denn dann wäre sein Auslöschen nahe. Das Ego wird versuchen, seinen häßlichen Kopf aufzurichten und Ihnen sagen, daß Sie sich ruhig weiterhin um Essen, oder welches Problem auch immer Sie vom Frieden abhält, Sorgen machen sollen. Sie werden viele Male vom Teufel, der Ihr Problem oder Ihr Ego ist, versucht werden, sich zu genativem Denken und Hoffnungslosigkeit hinreißen zu lassen.

Wie stark ist Ihr Glaube? Können Sie nach Frieden streben? Glauben Sie, daß Sie in bezug auf Essen oder Ihr Problem geistigen Frieden finden können? Wenn Sie diese Frage mit »nein« beantworten, wie können Sie sich dann heilen? Sie müssen mit dem Glauben beginnen.

Übergewicht und Untergewicht sind wie jede andere Krankheit. Sie müssen Ihre Angst davor überwinden, die Krankheit nicht mehr zu haben, bevor Sie ein Wunder, eine Heilung, eine Veränderung erwarten können. Der Geist wird sich nicht zu Ihrer Angst hinzugesellen. So kann der Geist nicht heilen, ehe Sie nicht mit Ihrer Angst vor der Heilung ins reine kommen. Das ist wichtig. Wenn Sie nicht verstehen, was ich meine, machen Sie sich keine Gedanken darüber. Wichtig ist, daß Sie sich vergeben, diesen Schlamassel geschaffen zu haben und daß Sie Ihre Angst davor überwinden, die Situation, die Sie bedrückt, nicht mehr zu haben.

Deshalb empfehle ich Ihnen, Gott zu vertrauen und Ihr Problem oder Ihre Situation dem Heiligen Geist zu offenbaren und folgende Affirmationen anzuwenden:

Es ist völlig ungefährlich für mich, ________________, diesen Zustand (Übergewicht, Schmerz oder irgendein Leiden) aufzugeben. Es ist völlig ungefährlich, sich Gott vollkommen zu öffnen. Es ist ungefährlich, weil Gott Liebe und Leben ist.

Weil ich es war, der/die dachte, daß Gott etwas ist, wovor man Angst haben muß und daß er den Tod verursacht, kann ich, ________________, jetzt auch denken, daß Gott Frieden, Liebe und Sicherheit ist und das Leben fördert.

Weil ich, ________________, Gott nicht länger fürchte und weiß, daß Gott die Menschen nicht tötet, ist es ungefährlich für mich, wegen meiner Probleme zu Gott zu beten und zu erwarten, daß er mir hilft, sie zu lösen.

Ich, ________________, erlaube dem Heiligen Geist, all mein falsches Denken aufzulösen.

Gewichtsaffirmationen

Immer wieder wurde in diesem Buch betont, wie wichtig es ist, daß Sie Ihr Denken ändern, bevor Sie erwarten können, daß Ihr Körper sich verändert. Ihr Gewicht hängt nicht davon ab, ob Sie mehr oder weniger Nahrung zu sich nehmen. *Was* Sie essen, schadet Ihnen nicht, aber das, was Sie darüber denken. Nahrung bewirkt in Ihrem Körper nur das, was Ihr Geist ihr befiehlt, das heißt wozu Ihr Unterbewußtsein verführt wird. Hier sind einige allgemeine Gewichtsaffirmationen. Sie sollen Ihnen helfen, Ihre Denkprozesse und dadurch Ihren Körper weiter umzugestalten.

1. Mein Körper verwertet alle Nahrung, die ich ______________________, aufnehme, dazu, mein Idealgewicht und meine Gesundheit zu behalten.
2. Mein Körper ist vollkommen, wenn ich, ________________, ein Gewicht von _____ kg habe und Größe _____ trage.
3. Mein Idealgewicht ist _____ kg, ob ich, ________________, esse oder nicht.
4. Ich, ________________, mag meinen Körper, und je mehr ich ihn mag, desto liebenswerter wird er.
5. Da ich, ________________, meinen Körper liebe, arbeitet er jetzt mit meinem Geist zusammen, um das von mir gewünschte Gewicht zu erlangen.
6. Mein Körper hat die Fähigkeit, Nahrung automatisch in Licht und Liebe umzuwandeln.
7. Alles, was ich, ________________, esse, verwandelt sich in Gesundheit und Schönheit, dabei bleibt mein Gewicht dasselbe.
8. Alles, was ich, ________________, esse, verwandelt sich in meinen gesunden und wohlproportionierten Körper, der mein gewünschtes Gewicht hat.

9. Kalorien sind nicht verantwortlich für mich. Ich, ________________, bin verantwortlich für mein Gewicht und meinen Körper.
10. Ich, ________________, habe das Recht abzunehmen, ob es meinen Eltern gefällt oder nicht.
11. Solange ich, ________________, mein Idealgewicht behalte, esse ich genug.
12. Ich, ________________, werde gesund sein, egal, was ich esse und wiege.
13. Alles, was ich, ________________, esse, ist gut für mich, sonst würde ich es nicht in meinen Körper aufnehmen.
14. Ich, ________________, habe das Recht, meine Mahlzeiten vor aller Augen zu genießen.
15. Es gibt keinerlei Verbindung mehr zwischen dem, was ich, ________________, esse und dem, was ich wiege.
16. Ich, ________________, habe jetzt ein gutes Gefühl mir selbst gegenüber, ob ich esse oder nicht.
17. Ich, ________________, mache mir keine Sorgen mehr darüber zuzunehmen.
18. Ich, ________________, habe keine Angst mehr davor, zuviel zu wiegen.
19. Es ist ungefährlich für mich, ________________, mein Idealgewicht zu haben.
20. Ich, ________________, verdiene es, jetzt mein Idealgewicht zu haben.

Affirmationen zur Verzeihung

Wenn Sie Ihren Groll nicht loswerden, ist Ihr Geist in alte Gewohnheiten von Haß und Kummer eingesperrt. Diese Bitterkeit sich selbst und anderen gegenüber hält die Last des Hasses und der Wut in Ihrem Körper fest. Sie müssen Ihren Geist von diesen Ressentiments befreien, wenn Sie Ihren Körper von seinem Gewicht befreien wollen. Nur dann können Sie die Schlankheit und die befreite Energie erfahren, die aus vollkommener Liebe entsteht. Diese Affirmationen können Ihnen zusätzlich helfen, dafür frei zu werden, dünn zu sein.

1. Ich, ________________, vergebe meiner Mutter für alles, was sie mir über Essen beigebracht hat.
2. Ich, ________________, vergebe meinen Eltern, daß die Mahlzeiten und das Essen immer mit Spannung verbunden waren.
3. Ich, ________________, vergebe all denen, die in bezug auf mein Gewichtsproblem unfreundlich zu mir waren.
4. Ich, ________________, habe gegenüber ________________ keinen Groll mehr. Ich vergebe ihm/ihr völlig.
5. Ich, ________________, bin bereit aufzuhören, andere für mein Problem verantwortlich zu machen.
6. Ich, ________________, vergebe mir jetzt völlig.
7. Ich, ________________, vergebe mir, daß ich so lange gebraucht habe, damit aufzuhören, mich zu hassen.
8. Ich, ________________, werde ________________ weiterhin täglich vergeben, bis ich genau das von mir gewünschte Gewicht erreicht habe.
9. Ich, ________________, mache das Essen nicht mehr für mein Gewichtsproblem verantwortlich. Ich übernehme die Verantwortung, mir zu vergeben.

10. Ich, ________________, danke dafür, daß meine Eßillusionen und meine Gewichtsillusionen verschwinden.
11. Es ist ungefährlich für mich, ________________, dieses Gewichtssyndrom in meinem Geist aufzugeben.
12. Ich, ________________, muß mich mit diesem Problem nicht länger bestrafen.
13. Ich, ________________, will es nun genießen, ohne dieses Problem zu sein.
14. Ich, ________________, habe diesem Thema gegenüber jetzt völligen geistigen Frieden.
15. Es ist jetzt ungefährlich und angenehm für mich, ________________, völlig in meinem Körper zu sein.
16. Ich, ________________, benutze Essen oder meinen Körper nicht mehr dazu, mich selbst zu zerstören, sondern dazu, mir Freude zu bereiten.
17. Ich, ________________, bin bereit, Groll und Sorgen völlig aufzugeben.
18. Ich, ________________, kann alle Energie, die jetzt freigesetzt wird, dazu verwenden, die Probleme mit meinem Körper und dem Essen aufzugeben.
19. Jedesmal, wenn ich, ________________, einen Rückfall bekomme und nervös werde, halte ich inne und denke statt dessen an Gott.
20. Ich, ________________, nähre mich so sehr von Gott, daß ich nicht über Essen nachdenke.

Affirmationen für das Essen

Essen sollte nur als eine der vielen angenehmen und sinnlichen Erfahrungen betrachtet werden, zu denen Sie Zugang haben. Sie können es allein genießen oder mit anderen, bei sich zu Hause oder in der Öffentlichkeit und fast zu jeder Zeit, die Ihnen gefällt! Ich hoffe, daß Sie inzwischen alle Spannungen und Ressentiments gegenüber dem Essen, die noch aus Ihrer Kindheit stammen, beiseite gelegt haben. Sie haben alleine Mahlzeiten zu sich genommen und dadurch gelernt, in den vollen Genuß des Essens zu kommen, all die Strukturen, Farben, Töne, Gerüche und insbesondere die vielen Arten von Geschmack kennenzulernen, die die Nahrung bietet. Sie wissen, daß Nahrung Ihnen zur Verfügung steht, um Ihnen Kraft zu geben und Freude zu bereiten. Essen macht nicht dick, wenn Sie Ihrem Körper entsprechende Anweisungen geben.

Um Ihnen zu helfen, das Essen zu genießen, empfehle ich die folgenden Affirmationen. Genießen Sie nun Ihre Freiheit zu essen, genießen Sie das Essen!

1. Ich, ________________, kann essen und ohne Sorgen glücklich sein.
2. Ich, ________________, kann essen oder nicht essen – wie es mir gefällt.
3. Ich, ________________, nehme kleine Mengen zu mir, und sie bereiten mir sehr viel Freude.
4. Ich, ________________, esse aus reiner Freude und zum Vergnügen, es ist ein Zeremoniell.
5. Mein Essen trägt zu meiner Lebendigkeit, Freude und Gesundheit bei.
6. Ich, ________________, liebe mich in Gegenwart von Nahrung.

7. Ich, ________________, kann ohne irgendwelche unerwünschten Folgen soviel essen, wie ich will.
8. Essen schadet mir nicht, außer ich, ________________, denke, daß es das tut.
9. Ich, ________________, bin meinen Großeltern und Eltern eine große Freude, was immer ich esse.
10. Essen ist dafür da, genossen zu werden, und ich, ________________, verdiene es, mich daran zu erfreuen.
11. Ich, ________________, muß nicht essen, nur weil ein anderer ißt.
12. Wenn ich esse, esse ich, ________________, nur dann, wenn ich entspannt bin.
13. Ich, ________________, esse gerne im Sitzen und ohne von anderen Menschen oder Aktivitäten zerstreut zu werden.
14. Ich, ________________, konzentriere mich beim Essen auf das, was ich tue.
15. Ich, ________________, esse nur, wenn ich essen will.
16. Ich, ________________, richte mich beim Essen nicht nach Zeiten oder Gewohnheiten. Ich esse nur, wenn es mir Spaß macht.
17. Ich, ________________, wähle bewußt, was und wann ich esse.
18. Ich, ________________, kann alles essen – was ich will, wann ich will.
19. Nachdem ich gegessen habe, bin ich, ________________, glücklich, entspannt und in meiner Energie frei.
20. Alles, was ich, ________________, esse, nährt meinen Körper und meine Seele und schadet mir nie.

Letzte Affirmationen

Die nun folgenden Affirmationen berühren alle Themen und Probleme, denen Sie im Laufe des Geamtprozesses begegnet sind – Gewicht, Nahrung, Essen, Fasten, Liebe, Sex, Geburt, Tod, Vergebung und Spiritualität. Hin und wieder sind Sie vielleicht entmutigt, weil alles nicht so recht vorangeht und Sie dem von Ihnen gewählten Ziel scheinbar nicht näherkommen. Vielleicht geraten Sie wieder in Versuchung, sich mit Nahrung, Sorgen oder Depressionen vollzustopfen. Belasten Sie sich jedoch nicht mit diesen Bürden, sondern wenden Sie statt dessen lieber einige der folgenden Affirmationen an. Es sind die letzten, die ich Ihnen anbieten kann.

1. Ich, ________________, habe die Kraft, genau das Gewicht zu halten, das ich will.
2. Ich, ________________, habe das Recht, mich gut zu finden, egal, wie ich aussehe oder wieviel ich wiege.
3. Mein Bauch fühlt sich stets entspannt, ruhig und dünn an.
4. Ich, ________________, fühle mich sehr gut in meinem Körper, insbesondere in der Körpermitte.
5. Mein Körper ist jetzt frei von jeder Spannung und ich, ________________, fühle mich überall gut.
6. Mein Körper verursacht mir, ________________, keinen Kummer mehr.
7. Ich, ________________, wiege _____ kg, egal, was ich esse.
8. Mein Stoffwechsel befolgt die neuen Anweisungen, die ich, ________________, ihm gebe.
9. Ich, ________________, bin jetzt entspannt und glücklich, wenn es um Nahrung geht.
10. Ich, ________________, liebe Nahrung, und ich weiß, daß sie mir nicht schaden kann.

11. Ich, _______________, werde nie mehr von Nahrung beunruhigt.
12. Wenn ich überhaupt an Nahrung denke, dann immer als an etwas Gutes.
13. Alles, was ich, _______________, esse, ernährt meinen Körper und meine Seele und schadet mir nie.
14. Essen gibt mir ein Gefühl der Sicherheit. Ich, _______________, fühle mich jedoch auch sicher, wenn ich nicht esse.
15. Die Nahrung, die ich, _______________, zu mir nehme, bereitet mir sehr viel Vergnügen, und ich genieße das Essen.
16. Das, was mir, _______________, Freude bereitet, hat keine unerwünschten Folgen mehr.
17. Je mehr ich, _______________, Lust durch Essen erfahre, desto anziehender werde ich.
18. Ich, _______________, akzeptiere mich, wenn ich esse. Wenn ich mich dabei nicht akzeptieren kann, esse ich nicht.
19. Ich, _______________, bin ein(e) dünne(r) Mann/Frau, der/die sich zum Essen hinsetzen, langsam essen und aufhören kann, bevor ein völliges Sättigungsgefühl erreicht ist.
20. Ich, _______________, fühle mich gut, egal, ob ich esse oder nicht.
21. Es macht mir oder anderen nichts aus, ob ich, _______________, esse oder nicht.
22. Ich, _______________, gebe das Essen automatisch nach und nach auf, ohne mich darum zu sorgen oder zu bemühen.
23. Ich, _______________, bin mir vollkommen bewußt, was und wann ich esse, so daß ich nicht mehr aus Gewohnheit esse oder um meine Gefühle zu ersticken.
24. Ich, _______________, kann ohne unerwünschte Resultate solange fasten, wie ich will.
25. Ich, _______________, habe das Verlangen nach Essen aufgegeben.
26. Ich, _______________, verdiene alle Aufmerksamkeit und Liebe, die ich bekommen kann, ohne dafür etwas leisten zu müssen.

27. Ich, ________________, genieße es, attraktiv zu sein.
28. Ich, ________________, bin ein(e) sexuell attraktive(r) Frau/Mann.
29. Gott schuf mir, ________________, meinen Körper, damit ich ihn nutze, einen freundlichen und liebenden Partner zu gewinnen.
30. Ich habe das Recht, meinen Körper dazu zu benutzen, den Partner zu gewinnen, den ich, ________________, will.
31. Ich, ________________, habe allen Groll und all meine Angst, die mit meiner Geburt zusammenhängen, aufgegeben.
32. Ich, ________________, mache meine Mutter oder das Geburtshilfeteam nicht länger für das Trauma, das ich bei meiner Geburt erlebte, verantwortlich.
33. Ich, ________________, bin bereit, die Verantwortung für die Art meiner Geburt zu übernehmen.
34. Ich, ________________, bin bereit, die Freuden der Liebe, ohne Angst vor Kummer oder Tod zu akzeptieren.
35. Ich, ________________, brauche mich nicht länger durch zusätzliches Körpergewicht vor dem Tod zu schützen.
36. Ich, ________________, bleibe jung, werde attraktiver und habe immer mehr wunderbare Energie.
37. Ich, ________________, bin bereit, damit aufzuhören, mich und andere für meine Probleme verantwortlich zu machen.
38. Ich, ________________, verdiene es, mich sicher und glücklich zu fühlen, frei von Sorgen über mein Problem.
39. Es ist ungefährlich für mich, ________________, Haß und Angst aufzugeben und es zuzulassen, mich wohl zu fühlen.
40. Weil ich an Gott denke, denke ich, ________________, nicht länger an Essen oder mein Problem.
41. Es gibt kein Problem, das ich, ________________, nicht mit Gottes Hilfe durch tiefes Atmen und Beten lösen kann.

Vierter Teil: Ausklang

Was ist Essen?

Sie haben in diesem Buch einige der Leute kennengelernt, die mir halfen, als ich mit meiner eigenen Heilung und dem Plan für dieses Buch beschäftigt war. Sie haben mir ihre Einsichten und Ideen mitgeteilt, mich ausgefragt und inspiriert. Manchmal hat mich das, was sie *nicht* gesagt haben, ebenso berührt wie das, was sie gesagt haben. Ich würde nun gerne einiges von dem, was ich von meinen Freunden gelernt habe, mit Ihnen teilen.

Einer meiner Lehrer war Robert Rosellini, ein Meisterkoch. Dank ihm und seines profunden Wissens auf seinem Gebiet war es mir schließlich möglich, dieses Buch zu vollenden – wozu ich etwa ein Jahr lang nicht in der Lage war. Um drei Uhr früh machte ein »Zen«-Gespräch mit ihm schließlich meinen Geist frei, und ich war geheilt. Wie Sie verstehen werden, ist er von besonderer Bedeutung in meinem Leben.

Erlauben Sie es sich nun, die Vergangenheit völlig zu überwinden, und bereiten Sie sich darauf vor, Essen und Ihren Körper völlig neu zu erfahren. Lassen Sie sich von mir in Roberts Reich entführen, das Sie mehr als erquicklich finden werden. Da es mein Freund und Mitarbeiter Fred Lehrman war, der mir Robert vorgestellt hatte, soll er ihn nun auch Ihnen vorstellen.

Jenseits der Ernährung: Essen als Meditation

Von Fred Lehrman

1973 erzählte mir der Großmeister Cheng Man-ch'ing, der verehrungswürdige chinesische Lehrer der fünf Edlen Pfade des Malens, der Kalligraphie, der Medizin, der klassischen Literatur und der Kampfkünste von einem taoistischen Meister, unter dem er als junger Mann studiert hatte. Dieser Mönch hatte einige ungewöhnliche Kräfte entwickelt. Er trug zu jeder Jahreszeit dasselbe dünne Baumwollgewand, das ihn im Sommer vor Hitze, im Winter vor Kälte schützte. Er badete nie, dennoch waren seine Haut und sein Haar immer glänzend, sauber und von lieblichem Duft. Er trank nur Wasser, aß überhaupt nichts, und man sah ihn nie schlafen. Wer ihn kannte, hielt ihn für unsterblich.

Einmal im Jahr, an einem bestimmten Feiertag, traf sich dieser Mönch immer mit einer Gruppe von seinesgleichen, um ein ganztägiges Fest zu feiern. Von morgens bis abends saßen die Männer beisammen, verzehrten ein üppiges Gericht nach dem anderen und tranken viel Wein. Ihr Appetit und ihr Aufnahmevermögen schienen endlos. Der junge Cheng-Man-ch'ing beobachtete dies mit Verblüffung.

Am nächsten Tag wandte er sich mit folgender Frage an seinen Lehrer: »Meister«, sagte er, »wie ist es Euch möglich, so viel zu essen, nachdem ihr so lange gefastet habt?«

Der Mönch erwiderte: »Ich esse dieses Essen nicht. Wenn ich es äße, würde ich sterben.«

Ich erzähle diese Geschichte, um meinen Freund Robert Rosellini hier einzuführen. Robert ist ein Meister der Kunst, durch die Erfahrung des Essens eine Transformation zu bewirken. Er hat sich die besten Restaurants Europas angeschaut und das subtile Gleichgewicht von Zeiteinteilung, innerer Einstellung, Atmosphäre und Dekor übernommen, durch das eine Mahlzeit zum vollkommensten kulinarischen und visuellen Erlebnis werden kann. In seinem Restaurant »Rosellini's Other Place« in Seattle werden von seinem Personal in einer Art entspanntem und vollkommen koordiniertem Ballett mit müheloser Aufmerksamkeit bis ins kleinste sorgfältig durchdachte Mahlzeiten arrangiert. Seine originelle, immer wieder neue Küche basiert auf biologischem Anbau und verwendet die Produkte der jeweiligen Jahreszeit. Es herrscht eine Transparenz des Geschmacks in seinen Gerichten, die einem das Gefühl gibt, daß der Kochvorgang noch andauert, während die Nahrung den Gaumen passiert.

Bei Tisch ist Robert Rosellini ein Samurai. Jahre langer konzentrierter Aufmerksamkeit auf das, was eine Mahlzeit ausmacht, geben jeder seiner Bewegungen und Gesten heute einen gewissen Glanz. Ich habe häufig mit ihm gegessen und fühlte mich immer seltsam ungeschickt und unsicher, wenn ich bemerkte, wie perfekt bei ihm der Champagner und die Vorspeise gerade dann zu Ende waren, wenn das nächste Gericht bereitstand. Ich war schon längst der Verführung des Geschmacks erlegen und hatte meinen Teller bereits verwüstet und mein Glas viel zu schnell geleert. In der Gegenwart eines Meisters wird einem die eigene Unbewußtheit sehr schnell klar.

Ich möchte nicht den Eindruck erwecken, daß es eine Prüfung ist, mit Robert zu essen. Im Gegenteil. Es ist spannend, denn es gibt so viel zu lernen. Er verlangt von seinen Gästen niemals etwas, und die Tiefe seiner eigenen Erfahrung ist unsichtbar, wenn man danach sucht. Die höchste Kraft hat es nie nötig, sich zu zeigen.

In seiner Gegenwart war es mir manchmal möglich, jene Bewußtheit zu übernehmen, die es dem chinesischen Mönch erlaubte, seine Nahrung »nicht zu essen«. Eine Klarheit und Stärke erfüllt den Geist, die es möglich macht, ein Gericht nach dem andern – Fisch, Geflügel, Kalbfleisch, Wildbret, Wildschwein, dazwischen Eis, Salate aus wildem Blattgemüse und Blumen, eine faszinierende Fülle von Weinen aller Qualitätsklassen, gefolgt von Portwein, Brandy und feinen Zigarren – ohne den erwarteten Einfluß auf den Körper aufzulösen. Es ist mysteriös und unerklärlich. Ich weiß nur, daß es mit einer bestimmten Geistesverfassung zu tun hat und nicht mit der Verdauung.

Diese Einführung stellt nur die Spitze eines Eisbergs dar. Ich lade Sie ein, Roberts Welt durch seinen folgenden, eigenen Beitrag zu betreten. Möge das Leben für Sie in alle Zukunft immer mehr Geschmack bekommen.

Das letzte Wort zum Thema Essen

Von Robert Rosellini

Um zu einer Klarheit in bezug auf Essen und Diät zu gelangen, sollte man zunächst einmal seinen Körper beherrschen. Ich persönlich habe weder Interesse zuzunehmen noch abzunehmen oder Zeit damit zu verschwenden, mir über eines der beiden Sorgen zu machen. Wie man die Herrschaft über seinen Körper erlangen kann, überlasse ich daher jedem selbst. Meiner Ansicht nach macht Essen zuviel Spaß, als daß man es einer so unproduktiven Aktivität unterordnet.

Die einzige Diät, die es gibt, besteht darin, aufmerksam zu sein. Aufmerksamkeit erfordert nichts. Es erfordert nur, daß Sie merken, welche Nahrung Sie vor sich haben, und daß Sie sie genießen. Die Schwierigkeit, die die meisten beim Essen haben, besteht darin, daß sie nicht aufmerksam sind. Ihre Gedanken und Vorstellungen über das Essen haben bereits im vorhinein den gesamten Raum eingenommen, in dem die Handlung selbst stattfindet, und sie haben daher keine Gelegenheit, wirklich bei der Sache zu sein. Ihre Gedanken bestimmen alles. Da man ein Leben dazu bräuchte, den Ursprung all dieser Ideen über das Essen herauszufinden und zu klären, besteht die schnellste Methode darin, seine Aufmerksamkeit einfach auf das zu konzentrieren, was tatsächlich auf dem Teller ist. Sie werden entdekken, daß Sie vom Essen nichts zu befürchten haben, und daß die Macht über Ihren Körper bei Ihnen selbst liegt und nicht bei dem, was Sie essen. Zu Beginn werden Sie jedoch auf ein Problem stoßen – den Geschmack.

Das Problem mit dem Geschmack liegt darin, daß in dem, was Sie essen, äußerst wenig davon enthalten ist. Geschmack, der sich im Essen ausdrückt, kann nur durch Liebe entstehen. Er kann sich nicht durch eine bestimmte Art von Diät entfalten oder

Potage du jour
(Tagessuppe)

Sable au Fenouil
(Pochierter Marder mit Fenchel und Sahne)
ou Salade Tiède d'Agneau Salé
(Salat aus warmem, gepökeltem Lamm und wildem Blattgemüse)
ou Paté d'Eté à la Sauce de Groseilles
(Sommerpastete auf frischen Kräutern und Cognac mit Stachelbeersauce)

Salade Impromptue
(Salat der Jahreszeit)
ou Granite de Pêches et Hyssop
(Pfirsiche mit Minz- und Aniseis)

Cabillaud aux Groseilles Sauvages
(Geschmorter Kabeljau mit Heidelbeeren) 19.00
Sole à la Crème d'Ecrivasses
(Pochiertes Seezungenfilet mit üppiger Langustensauce) 20.00
Papillote de Saumon au Vert d'Oseille
(Lachsfilet mit frischem Sauerampfer in Papierfolie gebacken) 20.00
Foie de Veau à la Moutarde
(Gebratene Kalbsleber mit Senf, gedünsteten Zwiebeln und frischem Speck) 16.50
Côtes de Veau au Basilic
(Geschnetzeltes Kalbfleisch mit frischem Basilikum, Fleischbrühe und Sahne) 24.00
Demi Carré d'Agneau Rôti aux Aromates
(Halbe gegrillte Lammkeule mit frischen Würzkräutern) 26.00
Boeuf à la Ficelle
(Filetsteak mit Meerrettichbutter und Eierkürbis) 23.50
Pintadeau aux Framboises
(Gebratener Truthahn mit Himbeeren) 24.00

Les Fromages (Käse) $ 4.50
Les Desserts (Nachtisch) ab $ 2.00

wenn man versucht, ihn zu erzeugen. Die beste Methode, Geschmack zu erlangen, besteht darin, Ihren Koch, oder wer immer die Mahlzeit zubereitet, zu lieben.

Wenn Sie es einmal erreicht haben, aufmerksam zu sein, und Sie so den Geschmack bemerken, werden Sie auch entdecken, daß das, was Sie wirklich ernährt, wenig mit der Nahrung zu tun hat, die Sie aufnehmen. Wahre Ernährung hat eher mit Ihrer Liebe für den Koch zu tun und mit Ihrer Fähigkeit, eine Atmosphäre zu schaffen, in der Sie diese Liebe empfangen.

Vielleicht klingt einiges von dem, was ich sage, verwirrend. Falls das der Fall ist, wird auch der nächste Gedanke nichts zur Klärung beitragen, aber immerhin bietet er eine interessante Gelegenheit dazu. Wenn Sie genau darauf achten, was Sie essen, werden Sie feststellen, daß es überhaupt nicht nötig ist, viel zu essen. Warum also sich Gedanken über das Essen machen? Das Essen selbst macht so viel Spaß! Die einzig mögliche Diät ist die Liebe.

Gedanken zum Schluß

Nach jahrelanger Forschung an mir selbst habe ich gelernt: Wenn ich einen Teil meines Körpers nicht mag und er nicht so ist, wie ich will, lasse ich genau an dieser Stelle Gott nicht in mich ein. Es ist der Punkt, wo ich Gott widerstehe und in meinem Ego festgefahren bin.
Denken Sie darüber nach!

Wie, wenn sowohl
Untergewicht wie Übergewicht
denselben Ursprung hätten –
nämlich, den Tod mehr
zu nähren als das Leben?

Nähren Sie
Ihren Lebenstrieb!

Der höchste Nektar

Eine Woche vor Beendigung dieses Buches stand ich in Jodys Küche in Seattle und beschrieb Robert den göttlichsten Geschmack der Welt. Ich hatte ihn einmal in Paris genossen und wünschte mir, ihn Robert schenken zu können. Genau in diesem Augenblick kam meine gute Freundin Michele hinzu und hörte unsere Unterhaltung. Sie sagte, sie hätte etwas davon dabei und ob sie es holen sollte. Ich traute meinen Ohren nicht! Es war ein Wunder. Nichts Süßeres hatte ich je auf Erden gekostet! Die Essenz des Göttlichen – und ich konnte *mehr* davon haben? Ich hatte gedacht, die Zeit in Paris sei eine Erfahrung gewesen, die man nur einmal im Leben macht. Aber wer war ich, so begrenzend über das Göttliche zu denken? Hier kam es wieder zu mir – und direkt auf meine Bitte! Ich war sehr gedemütigt. Konnte es wirklich dasselbe sein?

Ich beschloß, eine Zeremonie abzuhalten. Ich weckte jeden im Haus auf. Jack erklärte sich einverstanden, zu singen und Musik zu machen. Dann holte ich Jody aus dem Bett. Als Michele zurückkam, begann sie, Lieder von dem südindischen Heiligen Saibaba zu singen. Wir warteten auf den richtigen Augenblick. Es war eine sehr heilige Atmosphäre. Sie goß einen Tropfen in meine Hand. Ich sagte, daß ich hoffte, es sei genug für jeden vorhanden. Wenn ich jetzt daran denke, kommt es mir eigenartig vor, so etwas vom Göttlichen zu sagen! Mein Tropfen begann sich zu vergrößern. Er schien lebendig. Michele sagte, sie habe dieses Unsterblichkeitselixier aus einem Schrein in Indien, wo es hin und wieder aus Saibabas Bild tropfte. Ich wußte, daß das, was sie sagte, stimmte, auch wenn ich von dem Schrein noch nie etwas gehört hatte.

Ich leckte das Elixier aus meiner geöffneten Hand. Es gab keinen Zweifel. Es war dasselbe! Man konnte diesen Geschmack, diesen Augenblick, niemals mehr vergessen. Ich schleckte noch einmal. Es wurde immer mehr, bis ich Schwierigkeiten hatte zu glauben, was passierte. Wir waren alle sprachlos, und es schien uns, daß wir mit dem Boden verschmolzen. Die anderen schienen in eine tiefe Benommenheit zu fallen. Michele, die meine Körpertherapeutin ist, begann, meinen Körper zu massieren. Ich konnte überhaupt nichts empfinden. Ich wußte, daß meine DNS sich umbildete, daß mein Körper tatsächlich eine sehr große Veränderung durchmachte. Ich wußte, daß ich die totale Vereinigung erfahren hatte und für immer gesegnet war.

Am besten vermittelt Ihnen wahrscheinlich das Gedicht, das ich nach dieser Erfahrung für Saibaba schrieb, meine Empfindungen.

Oh Saibaba,
Ich aß alles,
Aber hungerte dennoch nach Gott.
Ich trank alles,
Aber dürstete dennoch nach Gott.
Ich berührte alles,
Aber wollte dennoch Gott spüren.
Ich hörte alles,
Aber wollte dennoch Gott hören.
Und dann . . .
Kamst Du vor drei Jahren
in Paris zu mir.
Du kamst ein zweites Mal
in dem Vulkan.
Du kamst vor ganz kurzer Zeit in der Küche zu mir
und viele andere Male, von denen ich nichts weiß.

Ich kostete Deine Asche,
Ich trank Deinen Nektar,
und schließlich hatte ich
Nahrung gefunden.
Endlich war ich befriedigt.

Geleitwort

Ich weiß, daß Sie, wenn Sie wirklich entschlossen sind, Ihr Problem zu lösen, bereit sind, alles dafür zu tun. Sie müssen die Wahrheit erkennen wollen. Wenn man etwas wirklich und wahrhaftig erfährt, läßt es sich heilen. Sie müssen bereit sein, sich mit der Ursache Ihrer Situation zu konfrontieren und die negativen Gedanken aufzuspüren, die sich dahinter verbergen. Letztere müssen Sie aufgeben wollen. Es gleicht dem »Weg mit dir, Satan«. Damit hat Jesus das Kommando übernommen. Auch Sie müssen die Befehlsgewalt über Ihren Geist übernehmen.

Beten ist die wirkungsvollste Methode hierfür. Ich gab die Kontrolle auf und ließ Gott meinen Geist kontrollieren. Ich fand heraus, daß dieses einfache Betritual bei allem funktioniert. Wenn Sie wollen, daß Ihr Leben so verläuft, wie Sie es sich wünschen, versuchen Sie es damit. Ich habe nichts Wirkungsvolleres entdeckt, um *ständige, anhaltende Heilerfolge* zu erlangen als das folgende Ritual:

1. Formen Sie all Ihre Gedanken in die höchsten spirituellen Gedanken um.
2. Benutzen Sie Rebirthing (wenn Sie nicht schon Erfahrung damit haben am besten unter Anleitung eines Therapeuten), um das Geburtstrauma und andere Staus negativer geistiger Inhalte durch Atmen zu lösen.
3. Geben Sie den Todestrieb auf.
4. Beten Sie und akzeptieren Sie die Versöhnung.
5. Lieben Sie sich.
6. Benutzen Sie die nächste Affirmation der Versöhnung.

Ich erlaube dem Heiligen Geist, all das falsche Denken, das mein Problem verursacht hat und das mich daran festhalten läßt, aufzulösen.

Ich übergebe alle Probleme, die ich in bezug auf meinen Körper habe, dem Heiligen Geist.

Ich übergebe die schmerzliche »Belohnung«, die ich durch mein Problem bekomme, dem Heiligen Geist.

Ich übergebe die *Bindung* an mein Problem dem Heiligen Geist.

Ich übergebe die *Trennung*, die mir mein Problem verschafft, dem Heiligen Geist.

Ich übergebe die Rache, die ich meine, für mein Problem zu brauchen, dem Heiligen Geist.

Ich übergebe die *Gewöhnung* an mein Problem dem Heiligen Geist.

Ich übergebe die Art, wie ich dieses Problem benutze, dem Heiligen Geist.

Ich übergebe mein Bedürfnis, dieses Problem als Waffe zu benutzen, dem Heiligen Geist.

Ich übergebe dem Heiligen Geist alles, was mich davon abhält, mein Problem völlig loszuwerden.

Ich überwinde mein Bedürfnis zu denken und zu beweisen, daß Gott ein Feind ist.

Ich übergebe meine Angst vor Heilung dem Heiligen Geist.

OM NAMAH SHIVAYA
(Allmächtiger Shiva, ich verbeuge mich vor Dir in Ehrfurcht. Bitte zerstreue meine Unwissenheit.)

Ich kann mir keine Situation vorstellen, die sich hierdurch nicht heilen ließe. Bitte glauben Sie mir, daß ich Sie liebe und für Sie bete, in diesem Bereich vollkommen geheilt zu werden. Im Namen Jesu, Babajis, Saibabas, Muktanandas und all der Avataren, Meister und Freunde, die ihr Leben bereits gemeistert haben. Ich bitte Gott, uns alle von Angst und unserem Ego zu befreien.

In Liebe,

Sondra Ray!